Réflexologie

MINI GUIDE HACHETTE

Réflexologie

Par Anne Dufour
Illustrations d'Hélène Lafaix

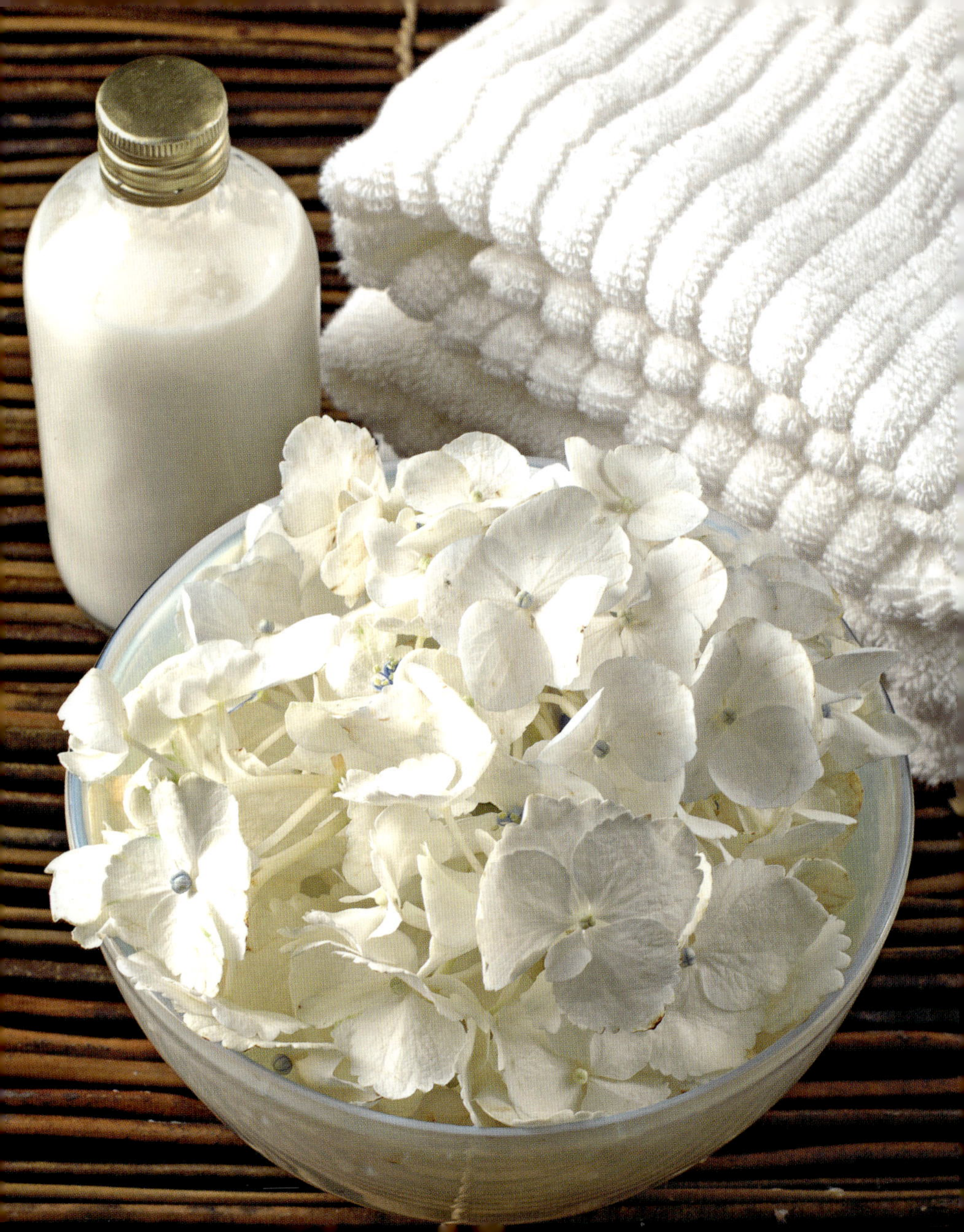

Sommaire

Abécédaire des troubles les plus courants 45

Avant-propos

Les pieds sont-ils aussi bêtes qu'on le prétend ? Certainement pas ! Ils savent tout sur nous et, lorsqu'ils passent entre des mains expertes, ils parlent sans aucune retenue. Une séance de réflexologie plantaire risque de vous en apprendre long. Car, sous la plante du pied, votre corps tout entier est représenté en miniature ! Et le moins qu'on puisse dire, c'est qu'il s'exprime sous des doigts attentifs : nœuds, tensions, douleurs ou au contraire zones « vides », froides, trop tendres… sont autant de signes qui renseignent avec précision sur votre état de santé global.

De plus, les pieds aspirent au mieux-être. Lâcher les tensions, débloquer les énergies ; les pieds ne demandent que ça et ils s'abandonnent entièrement aux mains bienveillantes dans l'espoir que tout rentre dans l'ordre. La réflexologie est une véritable thérapie dont la popularité croissante à travers le monde s'explique facilement : c'est efficace, rapide, pratique et agréable. Et en plus, cette technique ne nécessite aucune connaissance médicale particulière et peut très bien être prodiguée en autotraitement ! Il suffit simplement d'être attentif à ses symptômes et de souhaiter s'en débarrasser. Que rêver de mieux ?

RÉFLEXOLOGIE : LE BON RÉFLEXE

La réflexologie permet de faire circuler les énergies bloquées qui peuvent être à l'origine de douleurs ou d'autres symptômes. Elle apaise également : le simple fait de masser ses pieds sur toute la longueur fait beaucoup de bien et libère, mine de rien, les petites tensions accumulées tout au long de la journée. Ce profond bien-être participe au maintien (ou au retour) de la santé. Car, contrairement à ce que l'on imagine encore trop souvent, l'esprit et le corps sont étroitement liés. Se relaxer profondément, se détendre à fond, participe évidemment à l'équilibre nécessaire pour une forme olympique.

Même si ce n'est pas une « panacée », il ne faudrait pas en déduire pour autant que la réflexologie est réservée aux bobos. On l'utilise seule, en association avec d'autres méthodes de soin (homéopathie, aromathérapie...) ou conjointement à un traitement médical pour venir à bout de troubles bien plus embêtants, tels que les allergies, certaines formes d'hypertension, l'anxiété, les problèmes digestifs ou encore les douleurs.

La réflexologie est donc un excellent... réflexe à acquérir !

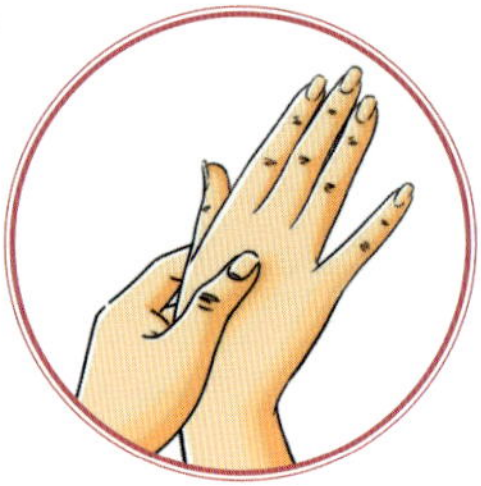

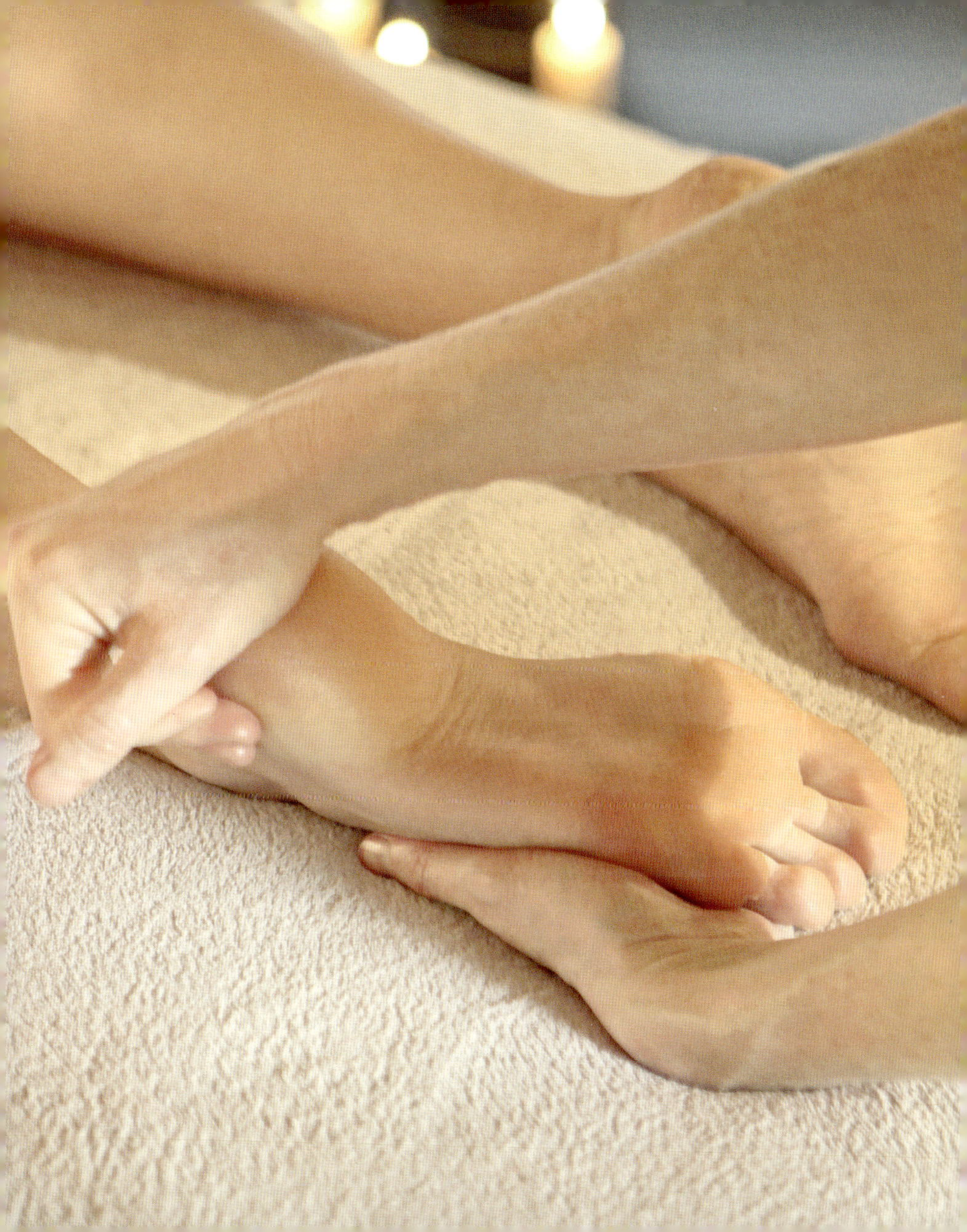

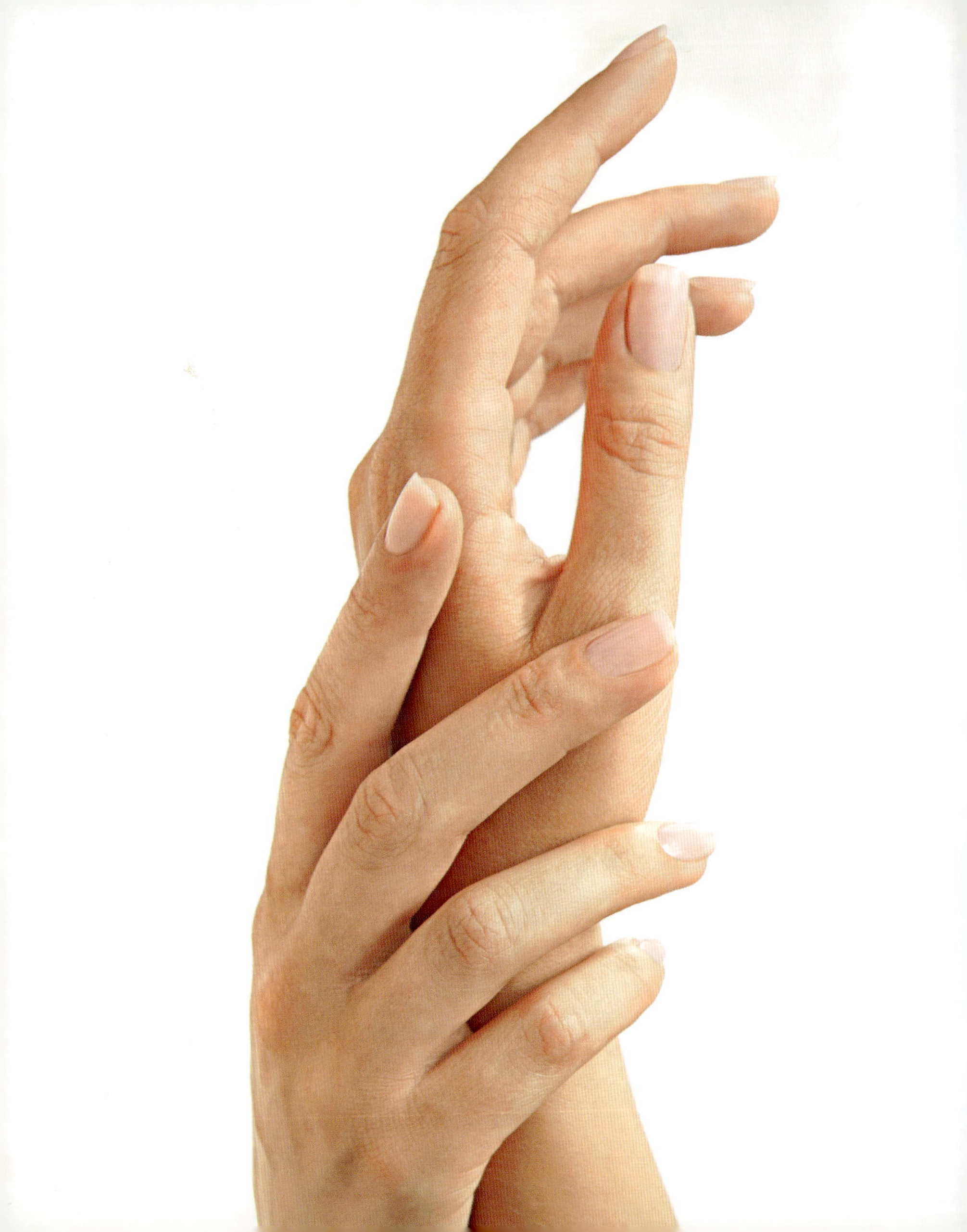

L'univers fascinant de la réflexologie

QU'EST-CE QUE LA RÉFLEXOLOGIE ?

La réflexologie est une thérapie fondée sur les rapports entre les régions corporelles et leurs zones dites « réflexes ». Dès lors que l'on connaît l'emplacement de ces zones, on peut soulager la plupart de ses maux par de simples pressions des doigts. Le donneur presse à l'aide de son pouce certaines zones précises de vos pieds ou de vos mains dans le but de localiser et de traiter vos maux. Lorsqu'il s'agit du pied, on parle de réflexologie plantaire. Si l'on travaille la main, il s'agit de la réflexologie palmaire.

En Asie, il est courant de s'astreindre régulièrement à une séance globale de prévention afin d'éviter de tomber malade. Cela fait en quelque sorte partie de l'hygiène corporelle ! En Occident, où la culture de la prévention n'est malheureusement pas si développée, on a plutôt tendance à attendre d'avoir un souci pour se préoccuper de son corps. La réflexologie est alors utile pour répondre à chaque cas personnel. En appuyant avec ses doigts sur certaines zones des pieds (et des mains), on stimule les parties du corps correspondantes et on apaise les troubles allergiques, les ballonnements et autres douleurs menstruelles. La plupart des maux peuvent être améliorés même si, dans certains cas, il faut plusieurs séances pour se débarrasser d'un trouble installé depuis de longues années.

Bien entendu, il va sans dire qu'en cas de doute sur votre santé, il est impératif de consulter un médecin. Nous vous le répéterons régulièrement dans ce guide !

QUELS EN SONT LES PRINCIPES ?

Principe de base : la plante du pied et la paume de la main sont les miroirs du corps. Il existe un lien direct entre certains points du pied et les organes de notre corps. Une pression exercée sur un point spécifique traite l'organe correspondant. Par exemple, une zone bien délimitée sous le petit orteil correspond à l'oreille : on la pressera en cas d'otite, de bourdonnements, de douleurs aux oreilles. Si on masse une ligne imaginaire à la limite du poignet, c'est pour soulager le nerf sciatique, etc.

Lors d'une séance complète de réflexologie, toutes les parties du pied sont massées, le corps est donc « traité » dans sa totalité. Cette synergie stimule la capacité d'autoguérison et favorise le bien-être global. Lorsqu'il sent une zone douloureuse ou contractée, le praticien la manipule jusqu'à débloquer cette accumulation d'énergie afin de libérer le flux énergétique.

L'INFO EN PLUS

C'est prouvé !

Étant donné que la réflexologie ne peut être brevetée, personne ne se bouscule au portillon pour effectuer des tests scientifiques extrêmement coûteux dans le but d'établir la preuve de son efficacité. Les réflexologues et leurs patients savent très bien que « ça marche », mais cela ne suffit pas aux yeux de la communauté médicale. Heureusement, plusieurs études « valident scientifiquement cette technique », selon l'expression consacrée. L'une d'entre elles, menée il y a quelques années à l'Université de Californie (Los Angeles), conclut que la réflexologie soulage le syndrome prémenstruel : les femmes qui reçoivent un massage plantaire ont 62 % de symptômes en moins que les autres. Même si le score n'est pas de 100 %, pourquoi s'en priver ?

Mais on peut aussi très bien masser seulement un point ou deux pour apaiser une douleur ou mieux gérer un stress, bref, répondre à un besoin spécifique le plus rapidement possible. Il existe des « cartes » du pied et de la main qui permettent de repérer facilement toutes les zones réflexes (voir pp. 18-23).

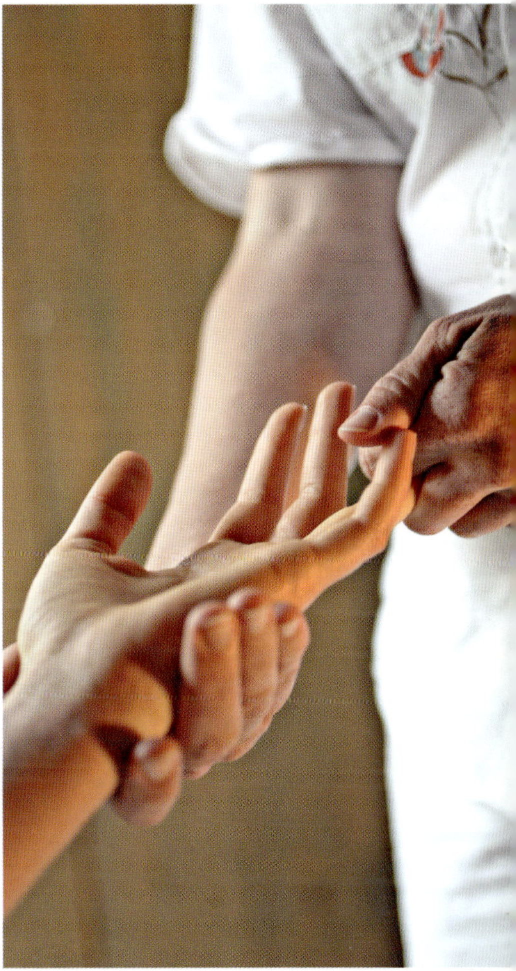

CE QU'IL FAUT RETENIR

La réflexologie est un massage...
- qui détend ;
- qui prévient de nombreux troubles ;
- qui nous libère de bon nombre de nos maux quotidiens.

Les grands principes de la réflexologie sont :
- énergie ;
- équilibre ;
- bien-être.

IL ÉTAIT UNE FOIS...

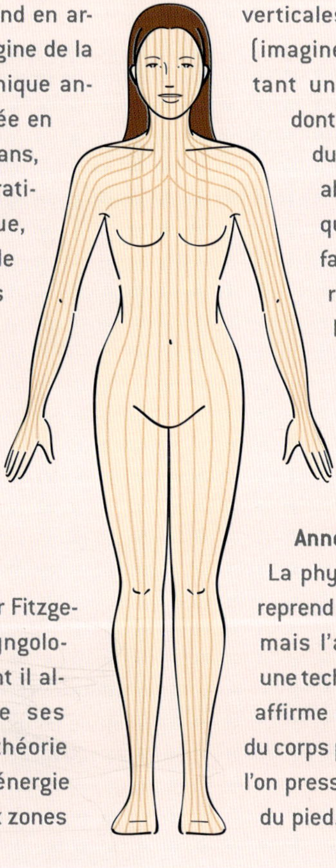

Il faut faire un grand bond en arrière pour retrouver l'origine de la réflexologie. Cette technique ancienne, probablement née en Chine il y a plus de 5 000 ans, était cependant déjà pratiquée en Égypte antique, comme en témoignent de nombreuses peintures funéraires. Mais il a fallu la mettre à la mode « occidentale » avant qu'elle ne séduise les États-Unis, puis l'Angleterre et enfin la France.

1915 – États-Unis : Le Dr Fitzgerald, ORL (otorhino-laryngologiste), explique comment il allège la souffrance de ses malades grâce à sa « théorie des zones ». Pour lui, l'énergie du corps circule dans dix zones verticales de la tête aux pieds (imaginez une silhouette portant un grand pyjama rayé, dont les rayures partiraient du sommet du crâne pour aboutir aux orteils, ainsi que dans les doigts). Le fait de presser une zone réflexe sous le pied (ou la main) traite les organes, muscles ou glandes siégeant n'importe où dans la « rayure ».

Années 1930 – États-Unis : La physiothérapeute Ingham reprend la théorie de Fitzgerald mais l'affine en développant une technique de massage. Elle affirme que toutes les parties du corps peuvent être traitées si l'on presse les zones adéquates du pied. Elle délimite les dites zones et imagine des procédures de stimulation adaptées. Succès fulgurant : toute l'Amérique se rue pour se faire soigner par cette femme qui, grâce à la réflexologie, obtient notamment de remarquables accélérations de guérison et de cicatrisation après les interventions chirurgicales.

Années 1960 – Angleterre : Bayley, une élève de Ingham, introduit la réflexologie en Angleterre puis participe à son développement dans toute l'Europe. Les institutions britanniques, ayant constaté ses résultats étonnants, n'hésitent pas à l'employer largement. On la pratique ainsi dans les services de soins pour les bébés, les centres antidouleur ou de cancérologie.

POURQUOI LES PIEDS ET LES MAINS ?

Pour les réflexologues, les déchets de l'organisme se concentrent autour des zones réflexes sous forme d'acide urique ou de cristaux de calcium. C'est pour cela qu'une première séance de réflexologie peut, dans certains cas, être un petit peu douloureuse sur le moment... Mais c'est aussi pourquoi, dans les jours qui suivent, on se sent beaucoup plus léger, libéré de ces déchets métaboliques ! En effet, en pressant les points concernés, on se débarrasse de la douleur et on libère l'énergie qui était « coincée » sur cette « route bloquée ». Le but est de rétablir le flux énergétique, la circulation sanguine et d'éliminer les toxines. C'est le pied qui s'y prête le mieux puisqu'il réceptionne tous les canaux énergétiques du corps par sa simple position géographique !

Mais la main peut jouer le même rôle. En effet, elle héberge l'extrémité d'une « rayure verticale » qui traverse virtuellement le corps. Et, tout comme la plante du pied, la paume de la main accueille l'ensemble du corps sous forme de zones réflexes, sur lesquelles on peut pratiquer des pressions.

Que choisir pour se traiter ?

Travailler sur les mains est très pratique : à tout moment, au bureau comme dans les transports en commun, on peut presser les zones clés de la paume ou des doigts pour atténuer une douleur, déboucher le nez ou se calmer. Idéal notamment au moment des examens ou avant un entretien d'embauche !

Mais, pour un traitement plus approfondi, les réflexologues préfèrent travailler sur les pieds, plus sensibles, qui offrent des résultats plus spectaculaires. Revers de la médaille : il est certes tout à fait possible de se prodiguer un automassage du pied, mais c'est moins pratique et surtout moins discret !

CE QU'IL FAUT RETENIR

On retrouve la « carte complète du corps »...

- sur et sous les pieds ;
- sur et sous les mains.

QUELQUES MOTS SUR LA MÉDECINE CHINOISE

Certains réflexologues rapprochent les 10 zones de Fitzgerald des 12 célèbres méridiens d'acupuncture ; d'autres affirment que, au contraire, le système de réflexologie serait autonome. De fait, la réflexologie partage certains points communs avec l'acupuncture. Cependant, contrairement à cette dernière qui autorise le traitement sur l'ensemble du corps, on stimule, en réflexologie, uniquement les pieds et les mains.

Économies d'énergie...

Quoi qu'il en soit, l'esprit reste le même et c'est bien normal puisque la réflexologie est une branche de la médecine chinoise. Au cœur de cette dernière figure la notion d'énergie, mais le concept « énergétique » n'a aucun rapport avec celui de l'« énergie » tel que nous l'entendons en Occident. L'idée est que nous sommes animés d'une force qui circule en permanence partout dans notre corps le long des méridiens, tout comme le sang coule dans nos artères et dans nos veines. Cette énergie vive est garante de notre santé et de notre bien-être. C'est le « carburant » de base du corps et de l'esprit. Si elle se bloque à un endroit ou à un autre du corps, les problèmes commencent. Cet « excès d'énergie » se matérialise sous forme de petits amas de cristaux, les « toxines », que le réflexologue a l'habitude de déceler. Plus ces amas prennent de l'ampleur, plus le déséquilibre est important. De plus, leur localisation diffère selon l'emplacement du blocage et il arrive que ce dernier ne soit pas vraiment palpable. Cependant, le praticien peut souvent le « deviner » à la sensation légèrement douloureuse qu'il

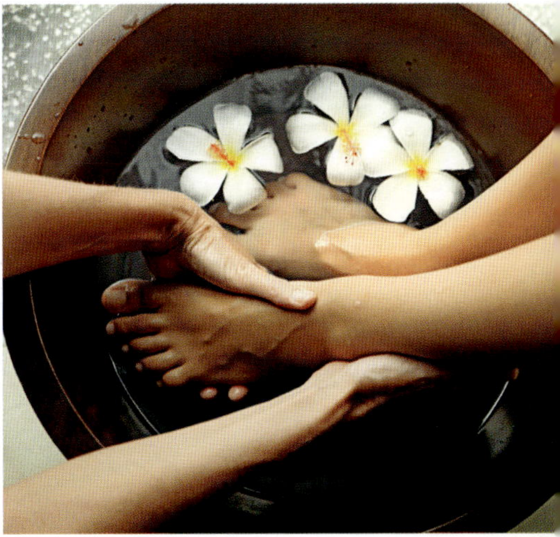

L'INFO EN PLUS

Méridiens énergétiques : y a pas photo !

Des chercheurs allemands ont réussi à prendre en photo les méridiens énergétiques. Une simple caméra thermographique à rayonnement infrarouge montre enfin de façon claire ce que les traités de médecine chinoise expliquent depuis des centaines d'années, et ces documents photographiques correspondent en tous points aux illustrations très précises des écrits traditionnels.

Rappel : en médecine chinoise, le Qi (énergie) circule dans les méridiens (sorte de réseau autoroutier) et connecte les organes entre eux. On peut agir sur ces derniers et rétablir le Qi « coincé » quelque part (donc responsable de troubles) en stimulant des points d'acupuncture. Ceux-ci affleurent à la surface de la peau et peuvent être mobilisés principalement par des aiguilles fines ou… par les doigts.

éveille quand il passe ses mains dessus. S'il « écoute » convenablement les réactions du corps qu'il traite, il décèle immédiatement ce point sensible et s'attache à le travailler afin d'éviter qu'un vrai déséquilibre ne s'installe.

CE QU'IL FAUT RETENIR

La médecine chinoise considère que la santé est un tout : corps et esprit sont liés, traiter l'un implique des répercussions sur l'autre. Elle est fondée sur un système différent du nôtre :

- notre corps est parcouru par de l'énergie (le Qi, prononcez « tchi ») ;
- lorsque le Qi est bloqué, la santé est en danger ;
- la réflexologie aide à libérer le Qi.

CARTOGRAPHIE DES ZONES DE RÉFLEXOLOGIE

Certains organes ou zones corporelles sont représentés sous les deux pieds – c'est généralement le cas lorsqu'ils sont situés au centre de notre corps (cou, estomac ou cerveau), ou « doubles » (yeux, oreilles ou reins). D'autres figurent sous le pied gauche ou sous le pied droit, toujours en fonction de leur emplacement dans notre corps. Quelques points réflexes siègent sur le dessus du pied, mais la grande majorité est localisée en dessous.

Les points réflexes sont faciles à localiser, surtout sous les pieds.
Les mains étant plus petites que les pieds, les points sont moins espacés. Une séance de réflexologie palmaire est, par conséquent, un peu plus délicate à réaliser par un débutant.

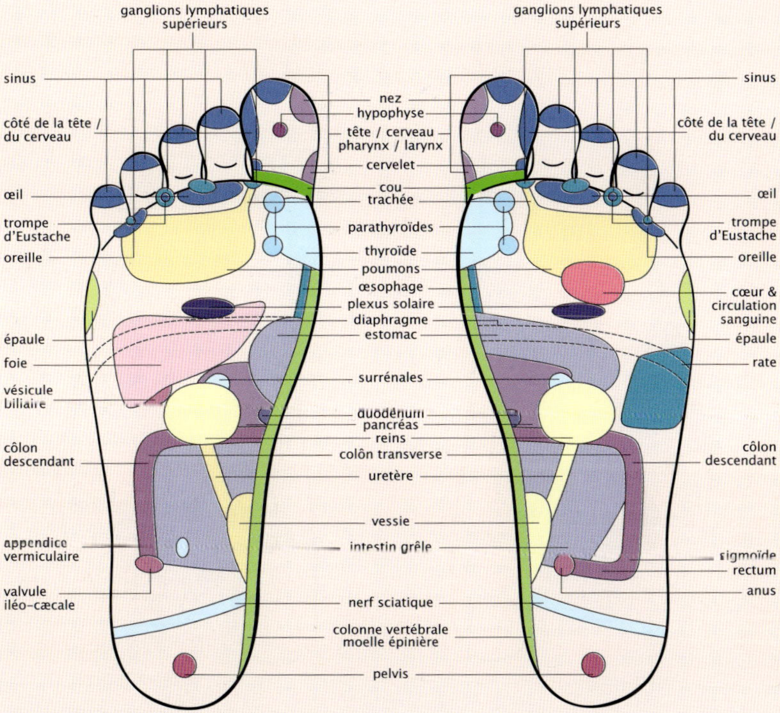
ganglions lymphatiques supérieurs
sinus
côté de la tête / du cerveau
œil
trompe d'Eustache
oreille
épaule
foie
vésicule biliaire
côlon descendant
appendice vermiculaire
valvule iléo-cæcale
nez
hypophyse
tête / cerveau
pharynx / larynx
cervelet
cou
trachée
parathyroïdes
thyroïde
poumons
œsophage
plexus solaire
diaphragme
estomac
surrénales
duodénum
pancréas
reins
colôn transverse
uretère
vessie
intestin grêle
nerf sciatique
colonne vertébrale
moelle épinière
pelvis
ganglions lymphatiques supérieurs
sinus
côté de la tête / du cerveau
œil
trompe d'Eustache
oreille
cœur & circulation sanguine
épaule
rate
côlon descendant
sigmoïde
rectum
anus

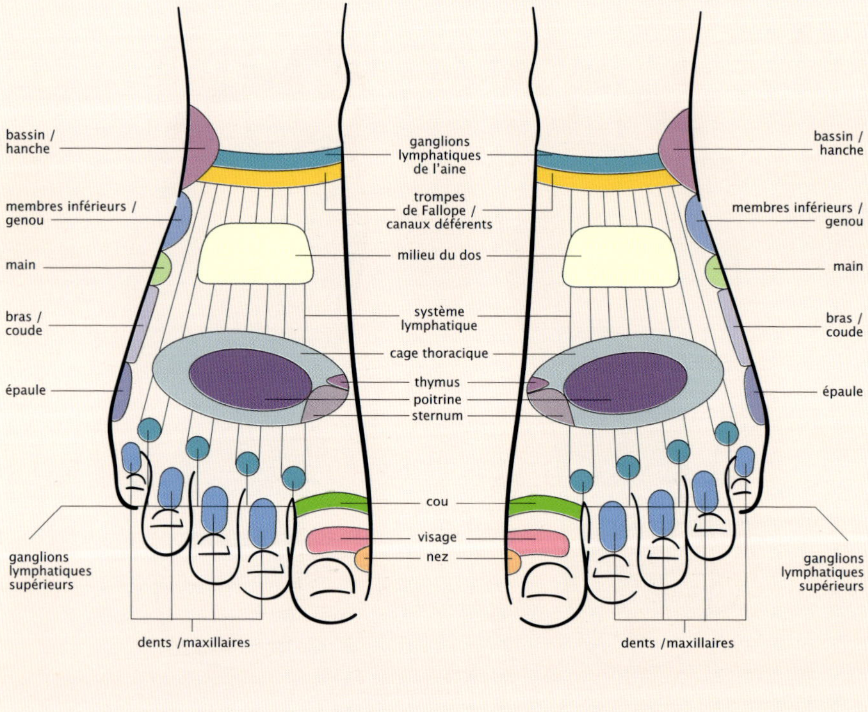
bassin /
hanche
membres inférieurs /
genou
main
bras /
coude
épaule
ganglions
lymphatiques
supérieurs
dents /maxillaires
ganglions
lymphatiques
de l'aine
trompes
de Fallope /
canaux déférents
milieu du dos
système
lymphatique
cage thoracique
thymus
poitrine
sternum
cou
visage
nez
bassin /
hanche
membres inférieurs /
genou
main
bras /
coude
épaule
ganglions
lymphatiques
supérieurs
dents /maxillaires

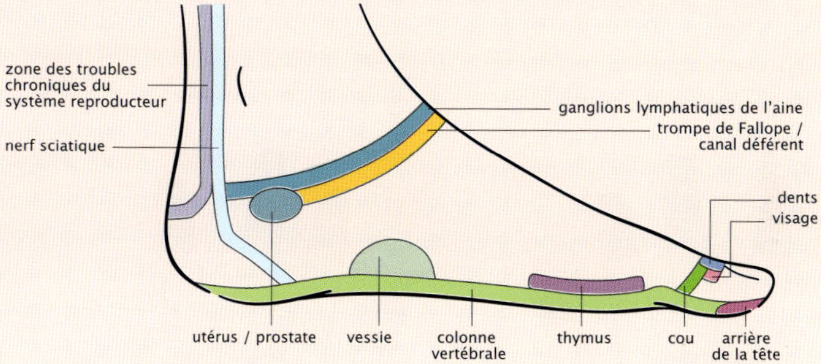
zone des troubles chroniques du système reproducteur
nerf sciatique
ganglions lymphatiques de l'aine
trompe de Fallope / canal déférent
dents
visage
utérus / prostate
vessie
colonne vertébrale
thymus
cou
arrière de la tête

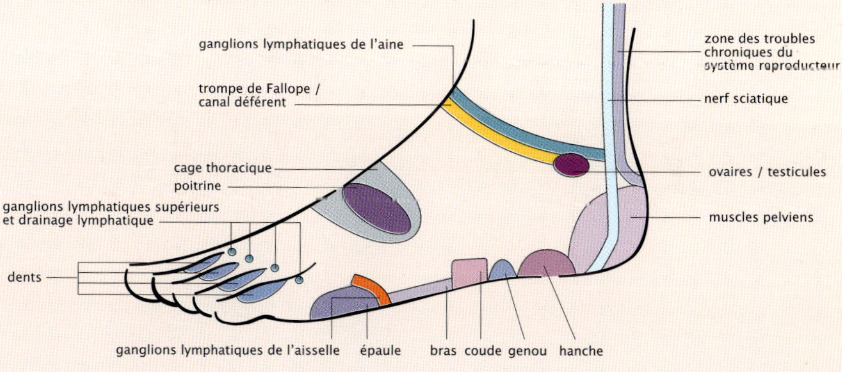
ganglions lymphatiques de l'aine
trompe de Fallope / canal déférent
zone des troubles chroniques du système reproducteur
nerf sciatique
cage thoracique
poitrine
ovaires / testicules
ganglions lymphatiques supérieurs et drainage lymphatique
muscles pelviens
dents
ganglions lymphatiques de l'aisselle
épaule
bras
coude
genou
hanche

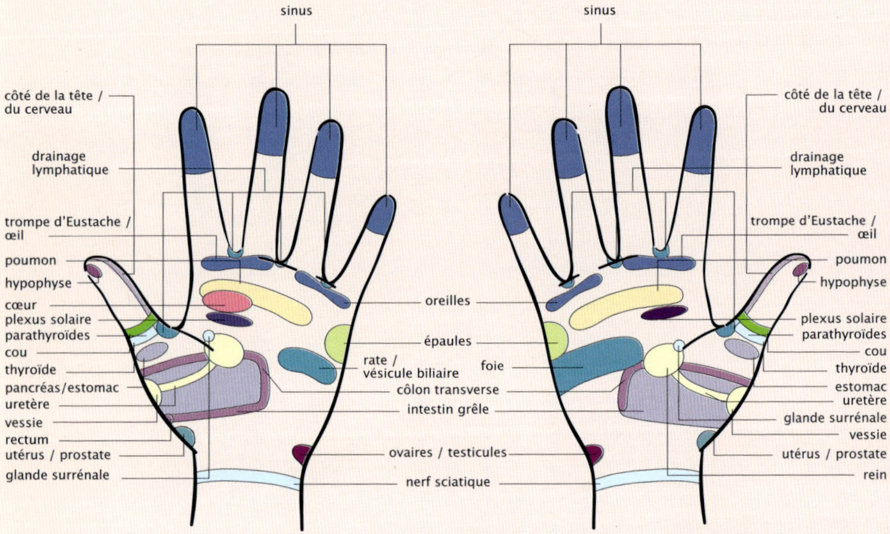
sinus
côté de la tête / du cerveau
drainage lymphatique
trompe d'Eustache / œil
poumon
hypophyse
cœur
plexus solaire
parathyroïdes
cou
thyroïde
pancréas/estomac
uretère
vessie
rectum
utérus / prostate
glande surrénale
oreilles
épaules
rate / vésicule biliaire
foie
côlon transverse
intestin grêle
ovaires / testicules
nerf sciatique
sinus
côté de la tête / du cerveau
drainage lymphatique
trompe d'Eustache / œil
poumon
hypophyse
plexus solaire
parathyroïdes
cou
thyroïde
estomac
uretère
glande surrénale
vessie
utérus / prostate
rein

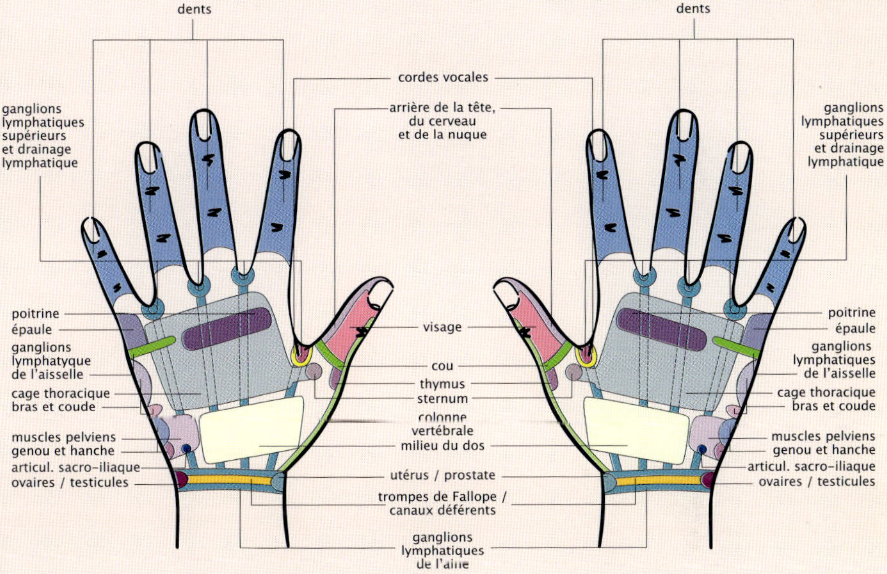
dents
dents
cordes vocales
arrière de la tête,
du cerveau
et de la nuque
ganglions
lymphatiques
supérieurs
et drainage
lymphatique
ganglions
lymphatiques
supérieurs
et drainage
lymphatique
poitrine
épaule
ganglions
lymphatyque
de l'aisselle
cage thoracique
bras et coude
muscles pelviens
genou et hanche
articul. sacro-iliaque
ovaires / testicules
visage
cou
thymus
sternum
colonne
vertébrale
milieu du dos
utérus / prostate
trompes de Fallope /
canaux déférents
ganglions
lymphatiques
de l'aine
poitrine
épaule
ganglions
lymphatiques
de l'aisselle
cage thoracique
bras et coude
muscles pelviens
genou et hanche
articul. sacro-iliaque
ovaires / testicules

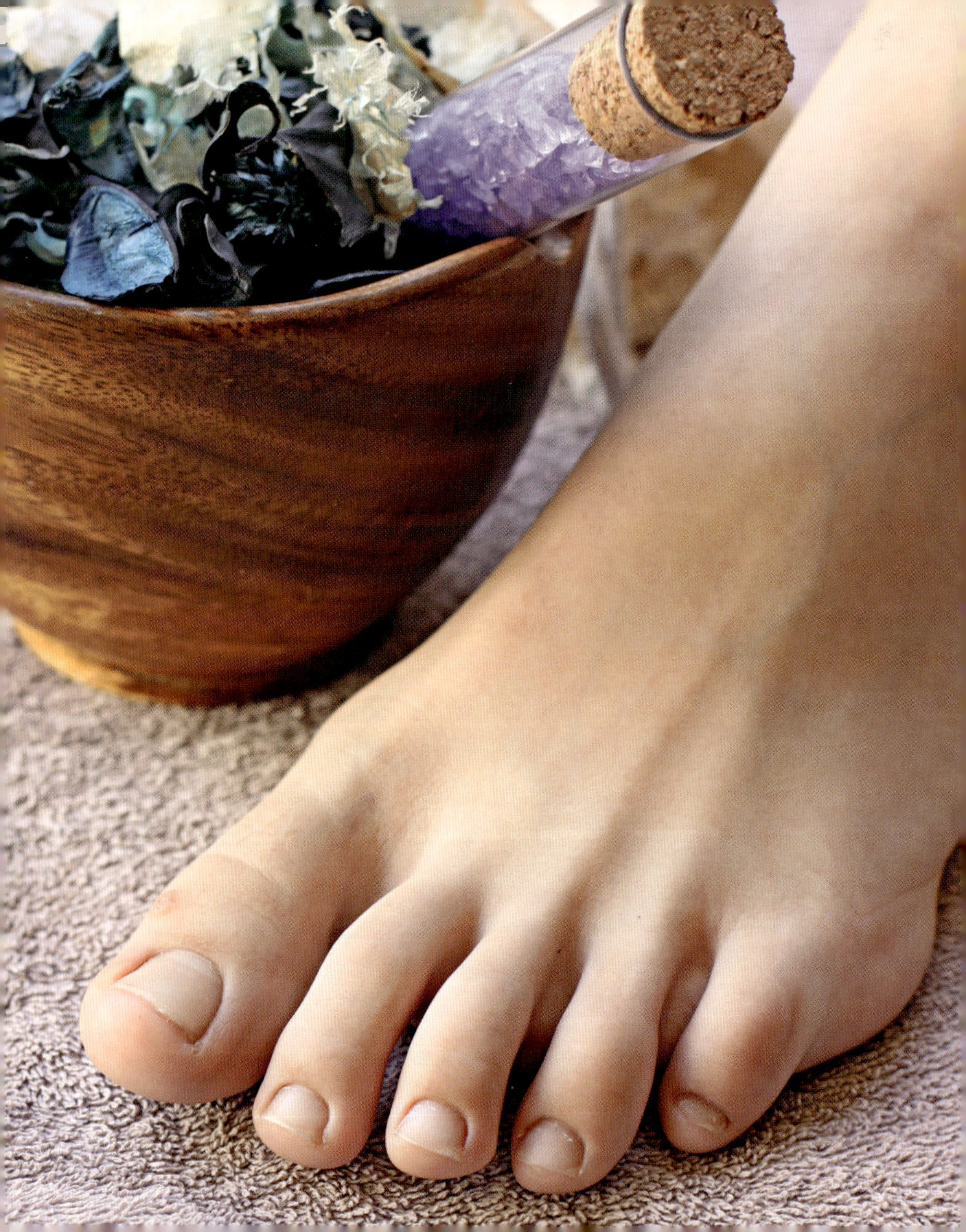

Des pieds et des mains

PRENDRE SOIN DE SES OUTILS DE TRAVAIL

Les pieds et les mains sont si parfaits qu'ils forcent le respect. En réflexologie, travailler l'un ou l'autre a ses avantages et ses inconvénients (voir p. 15). Il est utile de faire connaissance avec leur structure afin de mieux comprendre pourquoi de simples pressions sont capables de favoriser la circulation du sang – et donc l'oxygénation des tissus – la répartition de la nourriture aux cellules et organes et sont aptes à faciliter l'élimination des déchets. Ces outils merveilleux méritent un minimum d'attention au quotidien, ce que nous leur accordons malheureusement très rarement.

Des pieds...

En Asie, on n'oserait jamais dire de quelqu'un qu'il est « bête comme ses pieds ». En effet, la médecine chinoise sait combien le bien-être du pied est essentiel à la bonne santé globale. Chez nous, au mieux on ignore ses pieds, au pire on les enferme dans des chaussures inadaptées. En dehors des désagréments de type douleurs ou ampoules, les conséquences sur la statique corporelle en général et la colonne

L'INFO EN PLUS

7 200 terminaisons nerveuses

Chaque pied héberge 7 200 terminaisons nerveuses. Leur stimulation ne peut laisser le reste du corps indifférent. Par ailleurs, le simple fait de masser la plante des pieds relance la circulation sanguine et favorise l'oxygénation des cellules du corps ainsi que le drainage des déchets.

vertébrale en particulier peuvent être désastreuses. Par exemple, normalement, le poids de notre corps devrait reposer sur nos talons, l'avant-pied ne servant que de levier. Avec les talons hauts, c'est exactement l'inverse qui se produit.

... et des mains

Certains scientifiques estiment que c'est la main qui nous distingue de l'animal ; grâce à cette merveille, nous pouvons manipuler les objets avec une grande précision. En fait, c'est la mobilité du pouce (dit « opposable » car pouvant s'opposer à chacun des autres doigts) qui ferait de nous des êtres dits supérieurs. En tout cas, symboliquement, la main est l'instrument de la maîtrise et de la domination. En hébreu, le mot *iad* signifie d'ailleurs à la fois main et puissance. Quant à l'aire réservée par le cerveau à l'utilisation de nos mains, elle est tout simplement gigantesque.

Enfin, n'oubliez pas que la main joue un rôle central dans le comportement humain : elle fabrique et utilise les outils, attaque ou se défend, fait des signes, écrit, palpe et caresse... Son architecture, extraordinairement complexe, laisse une large place aux nerfs, ce qui explique que la moindre atteinte de la main soit excessivement douloureuse. Parce qu'on utilise nos mains toute la journée, on imagine qu'elles n'ont pas besoin d'attention particulière. Grave méprise ! Les exercices suivants devraient être accomplis automatiquement au moins une fois par jour. Les jeux de mains ne sont pas forcément des jeux de vilains !

L'INFO EN PLUS

Que d'os !

Nos lointains ancêtres marchaient à quatre pattes. Aujourd'hui, c'est une autre histoire mais les mains et les pieds présentent encore des structures très voisines. Il y a les os des doigts (phalanges), les os de la paume (métacarpiens) et de la plante du pied (métatarsiens), ceux du poignet (carpiens) et de la cheville (tarsiens). La main renferme 27 os, le pied, 26. Cet ensemble représente la moitié des os de notre corps !

UNE SÉANCE CHEZ LE RÉFLEXOLOGUE

Rien ne remplace une séance chez un réflexologue. Globalement, pendant les 45 minutes qu'il vous consacrera, vous constaterez que :

• il vous met à l'aise, il est attentif. Il vous pose des questions sur votre état de santé, s'intéresse à vos sensations, bref, à votre cas. Le but est de vous mettre en confiance ;

• il ne se « focalise » pas sur une zone en particulier, même s'il insiste naturellement davantage sur les points qui « posent problème ». Il traite la totalité du pied ou de la main (donc le corps tout entier) ;

• il concentre ses efforts sur vos mains s'il ne peut traiter vos pieds pour une raison quelconque (difformité, douleurs, plaie, infection...) ;

• il commence généralement par le pied droit. Le point correspondant au cœur étant localisé sous le pied gauche, mieux vaut ne pas démarrer par cette zone afin de ne pas « surprendre » cet organe sensible ! Par ailleurs, la première section de l'intestin est représentée à droite, la dernière, à gauche : il est cohérent de procéder par ordre. Mais ce « processus » de manipulation n'est pas une règle absolue. Quant à la main, c'est l'inverse, la zone réflexe du cœur se trouve à droite ;

• il module ses pressions pour vous éviter toute douleur. Mais il appuie suffisamment fermement pour obtenir un résultat ;

• il termine souvent sa séance par une manipulation simultanée des points correspondant au plexus solaire, sur la plante des deux pieds ou sur la paume des deux mains. Ce geste est apaisant, anti-stress.

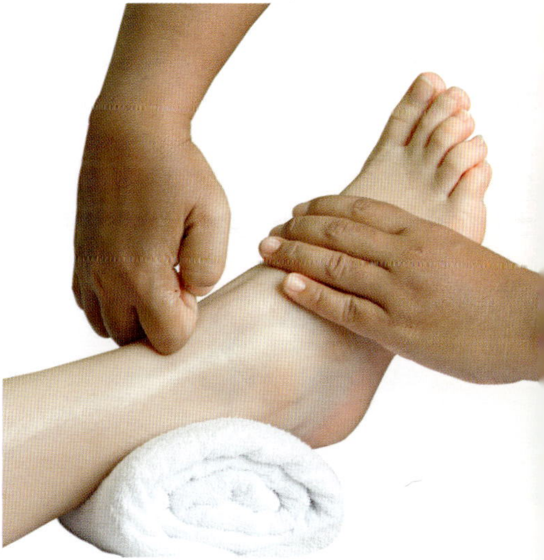

EXERCICES

Il est temps de se réconcilier avec ses pieds et ses mains.

Traité de paix en 10 étapes

Les deux séries d'exercices suivantes, simples à réaliser n'importe où, permettent de soulager les tensions que l'on inflige quotidiennement à nos pieds, chevilles, poignets et mains. Installez-vous confortablement, détendez-vous et respirez régulièrement le temps d'effectuer tous les mouvements.

1. Les pieds

Avec les quelques exercices de gymnastique douce suivants, la voûte plantaire récupère enfin le panache qu'elle avait perdu, et vous aussi ! Commencez par retirer vos chaussures...

- Jouez avec vos pieds. Essayez de ramasser des objets avec vos orteils (un morceau de tissu, une balle...).

- Pianotez sur le sol avec vos orteils, comme s'il s'agissait des doigts de votre main.

- Assis sur le sol, les jambes écartées et tendues, pointez vos orteils vers le bas. Puis, repliez-les vers le haut (vers les genoux), selon la technique du « pied flex ». Répétez ce mouvement 15 fois.

- Mettez-vous debout près d'un meuble, les deux pieds légèrement écartés mais parallèles. Servez-vous du meuble pour garder l'équilibre car vous devez rester totalement décontracté : montez sur la pointe des pieds (tous vos orteils doivent rester collés au sol). Tournez vos talons l'un vers l'autre jusqu'à ce qu'ils se touchent, puis écartez-les pour qu'ils redeviennent parallèles. Tournez enfin vos talons vers l'extérieur. Répétez ce mouvement 15 fois.

2. Les mains

Revisitons un célèbre dicton pour affirmer que « mains souples, cœur chaud »... En tout cas, humeur au beau fixe garantie grâce à la souplesse des gestes !

- Croisez vos doigts devant vous, tournez vos mains et vos poignets 10 fois d'affilée dans le même sens. Recommencez dans l'autre sens. Cet échauffement assouplit poignets et mains.

- Saisissez chaque doigt d'une main et faites-le tourner 5 fois dans un sens. Recommencez dans l'autre sens, puis avec les doigts de l'autre main.

- Saisissez chaque doigt d'une main et étirez-le (doucement !) pendant 3 secondes. Recommencez avec l'autre main.

- Ouvrez vos mains en écartant les doigts le plus possible. Maintenez 10 secondes et relâchez.

- Contractez les muscles de vos mains en fermant votre poing. Maintenez la position ainsi 10 secondes et relâchez.

- Bras en avant, baissez les paumes comme si vous vouliez toucher le sol avec l'extrémité de vos doigts. Maintenez 10 secondes, relâchez quelques secondes et recommencez une fois. Cet exercice est l'un des rares à étirer le dessus des avant-bras.

L'INFO EN PLUS

Attention !

Il ne faut jamais « forcer » un muscle ni une articulation. Au quotidien, étirez vos muscles dans le sens inverse d'une pression longue ; par exemple, si vous avez porté des sacs en revenant des courses, étirez vos doigts dans le sens inverse durant quelques secondes. Pitié aussi pour vos pauvres doigts si vous êtes musicien ou fou d'informatique !

J'AI TESTÉ POUR VOUS

J'ai pris rendez-vous avec un réflexologue afin de vous préparer à votre première séance. En effet, « celui qui attend d'être malade pour aller chez le médecin est comme le fou qui attend d'avoir soif pour creuser un puits », raconte la médecine chinoise. Forte de ce postulat, je décide de creuser mon puits avant que les ennuis n'arrivent. Tout est réuni pour cela : j'ai trop de travail, mon mari aussi, donc il ne m'aide pas pour les tâches ménagères, par conséquent je ne suis pas toujours agréable avec lui, je suis sur les nerfs, je ne dors pas très bien, mes enfants n'aiment pas l'école et celle-ci le leur rend bien, bref, les chroniques de la vie ordinaire. On m'a conseillé la réflexologie plantaire pour retrouver une « harmonie énergétique » plutôt mise à mal ces derniers temps. Bon, pourquoi pas ? De toute façon, j'adore qu'on me masse les pieds, ce sera toujours une heure de douceur.

Une main de fer dans un gant de velours

Erreur ! La thérapeute me précise d'emblée : « L'autre jour, quelqu'un m'a dit que j'avais une main de fer dans un gant de velours. » Je suis sceptique parce que, pour le moment, Isabelle tient mes pieds entre ses mains et les manipule doucement pour les mettre en confiance. Quelques questions avant de commencer la séance achèvent de me détendre : ai-je des douleurs quelconques ? Suis-je enceinte ? Ai-je des problèmes cardio-vasculaires ? Non, une aubaine, me dis-je. Quoique, c'est ma dernière chance de m'échapper de cette « main de fer » qui me semble chargée de menace. Non, soyons vaillante : je suis venue pour tester une technique thérapeutique millénaire, personne n'en est mort (j'espère...), donc je ne vais pas me dégonfler. Isabelle me précise que, puisqu'on fait appel à l'énergie du patient, il vaut mieux

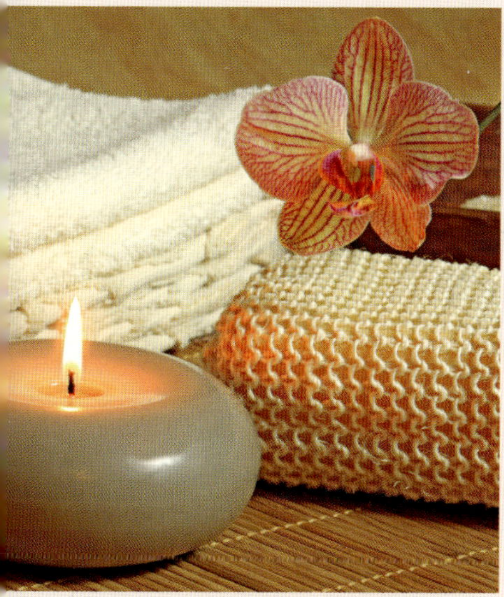

ne pas traiter les personnes dont les réactions pourraient être violentes ou incontrôlables.

Je me détends encore plus lorsque des serviettes chaudes mouillées m'enveloppent les pieds jusqu'aux chevilles. Il paraît que certaines personnes sont si stressées qu'elles passent par la case bain de pieds, carrément, pour se détendre un peu ! Quant aux chatouilleux, il est parfois impossible de leur prodiguer une séance normale. Mais, dans ce cas, c'est tout le rapport au corps qu'il faut revoir : ce sont souvent des gens qui n'ont pas l'habitude du tout d'être touchés. La situation est aussi pénible pour eux que pour le masseur. À l'inverse, certains Asiatiques, accoutumés à la réflexologie plantaire, finissent par s'endormir sur la table !

Ma thyroïde se porte très bien, merci !

Cette phase de dialogue et d'approche douce est désormais derrière moi. Les doigts d'Isabelle attaquent directement la plante de mon pied droit, en décrivant un arc de cercle. Ils me semblent nettement moins enveloppants qu'au début. Heureusement, ses mains ne s'attardent pas longtemps au même endroit, car il s'agit de couvrir toute la carte du corps, et donc de masser plusieurs dizaines de points. Évidemment, les points douloureux sont ceux qui « coincent » et donc ceux sur lesquels Isabelle insiste pour tenter de les « débloquer ». Certaines zones font franchement mal et je préviens d'un ton presque hargneux : « Ma thyroïde, mon foie ou ma rate se portent très bien, merci, auriez-vous l'obligeance de les laisser en paix ? »

Isabelle est souriante mais refuse ma requête. Si ça fait mal, c'est qu'il faut masser, et après, ça ne fera plus mal. C'est facile à comprendre, non ? Et surtout, ça débloquera à distance l'organe victime d'une accumulation énergétique. Ce qui, au final, pourra éviter un vrai problème à terme. N'est-ce pas pour cela que je suis ici ? Oui, bien sûr. Mais bon j'avais pensé qu'un massage du pied... « Ce n'est pas un massage tout court, me rappelle mon bourreau, mais un massage é-ner-gé-tique ! » Nuance. Point de longs mouvements souples et enchanteurs, mais plutôt des doigts qui réveillent une douleur (très supportable) dans votre pied et qui s'efforcent ensuite de la faire plier ! De guerre lasse, je me résigne lorsqu'on passe à l'autre pied. Le pied droit va pouvoir se reposer sous sa serviette chaude (suprême récompense !) mais j'angoisse pour le gauche. Elle va forcément me masser de nouveau le dessus du pied entre chaque orteil, pour stimuler la circulation de la lymphe. Vais-je le supporter ? Mystère...

Un drainage euphorisant

Alors qu'elle approche sa main de mes orteils sur la défensive, je réalise que les pointes désagréables que j'ai ressenties il y a à peine quelques minutes ont déjà disparu pour laisser la place à une forte sensation de souplesse et de liberté du pied. Je me dis que c'est simplement parce que « c'est bon quand ça s'arrête », mais, quand même, on dirait que mon corps « appelle » ce massage, même s'il n'est pas toujours agréable. Et là, surprise divine : ça se passe beaucoup mieux avec le second pied. « C'est normal, on a fait un travail de déblocage tout à l'heure ; votre corps répond bien, les énergies circulent mieux. C'est souvent comme ça ! » Elle aurait pu me prévenir ! Je demande tout de même grâce : « Peut-on éviter l'autre gros orteil ? Faisons comme si on ne l'avait pas vu. » Isabelle sourit et manipule la zone redoutée. Absolument aucune douleur ! J'en souris de soulagement. Tout va bien ! Elle peut faire ce qu'elle veut de mes malléoles (système génital), des côtés internes de mon pied (colonne vertébrale), des côtés externes ensuite (bras, épaules, coudes), tout va parfaitement bien, vous dis-je. Le drainage des demi-jambes, qu'elle pratique jusqu'au genou, finit de me plonger dans l'euphorie. Là, pas de point précis à stimuler, juste un massage dans la région des tibias et des mollets pour éliminer les toxines. Il paraît que tous les réflexologues ne le pratiquent pas. Dommage... Je me repose de ma séance, les pieds enveloppés dans de nouvelles serviettes chaudes, et regarde Isabelle. « Vous souriez, remarque-t-elle. C'est logique : le sourire vient des pieds », énonce-t-elle, récitant un proverbe chinois. Bien plus tard, d'autres rendez-vous avec différents réflexologues dans un cadre tout autre, en vacances, seront de purs moments de bonheur. Moralité : plus vous vous présentez relaxé au praticien, plus la séance promet d'être agréable.

CE QU'IL FAUT RETENIR

- Pendant une séance, un réflexologue traite généralement l'ensemble du corps, c'est-à-dire qu'il stimule tous les points énergétiques des pieds et, éventuellement, des mains.
- Les sensations diffèrent d'un receveur à l'autre, mais également en fonction du donneur (certains praticiens appuient plus fermement que d'autres, l'environnement est plus ou moins doux, calme, etc.).

EFFETS SECONDAIRES ET CONTRE-INDICATIONS

Une séance de réflexologie stimule la circulation énergétique et peut générer des réactions parfois incontrôlables, qui dépendent étroitement de votre état de santé, de votre forme, de vos faiblesses, etc. Par ailleurs, les résultats recherchés ne sont pas toujours visibles immédiatement, sauf si vous venez consulter pour une douleur précise. Faites preuve d'un peu de patience et soyez à l'écoute des réactions de votre corps. Il y en a forcément !

Effets secondaires

Il arrive qu'on sorte d'une séance de réflexologie fatigué, voire « groggy ». Cette baisse de régime est bien compréhensible : l'appréhension, la réaction du corps et la relaxation profonde se liguent pour vider nos batteries. Si vous le pouvez, reposez-vous pendant au moins une demi-heure avant de retourner à votre vie trépidante ! Cette petite pause ne fera que renforcer les effets bénéfiques de la réflexologie. Vous pouvez également ressentir de légères nausées, ou encore constater une augmentation de l'élimination des toxines. Cela peut se traduire par l'apparition de petits boutons, d'une tendance à vous rendre plus souvent aux toilettes [effet diurétique]. Votre nez peut aussi couler abondamment sans raison ! Pas de panique, ces signes gênants disparaissent en moins de 48 heures.

Du bon usage de la réflexologie

En aucun cas, votre réflexologue ne vous demandera d'arrêter votre traitement ou de modifier les doses. Dans quelques rares situations, mieux vaut ne pas recourir à la réflexologie. Notamment en cas de :

- maladie cardiaque ;
- fièvre ;
- thrombose ou phlébite ;
- douleur articulaire intense [au pied] ou opération récente d'une articulation ;
- ostéoporose.

Faites également preuve d'une grande prudence si vous êtes enceinte, surtout au cours du premier trimestre.

Contre-indications

Les contre-indications à la réflexologie sont rares et, le plus souvent, temporaires. Mais

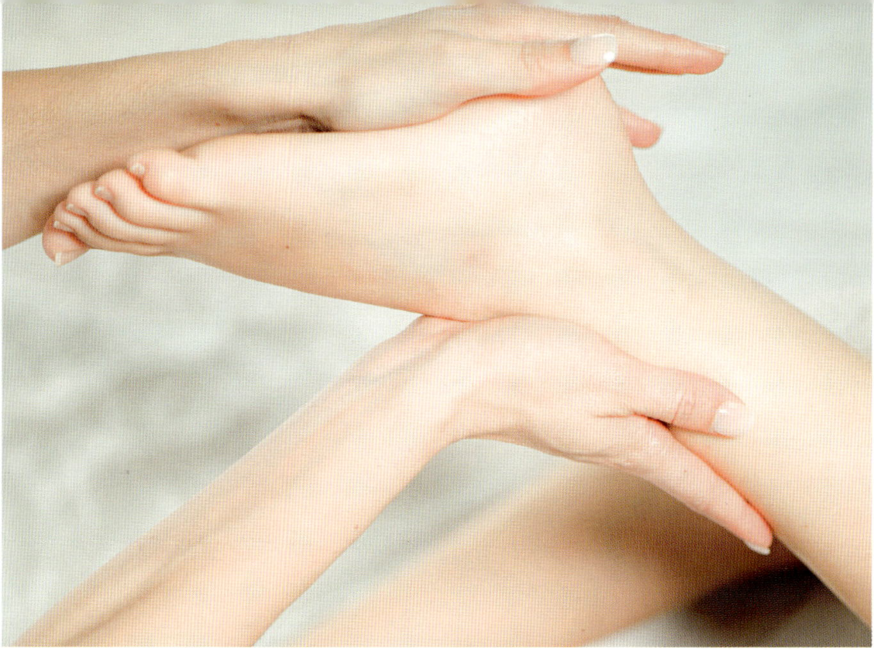

comme cette méthode possède une véritable action sur l'organisme, il est important d'indiquer au réflexologue si vous prenez des médicaments (par exemple, si vous êtes diabétique ou si vous souffrez d'une maladie de la thyroïde). En général, cela ne pose pas de problème, mais peut requérir une attention particulière. En tant que thérapie complémentaire, la réflexologie peut être très utile pour accompagner un traitement, afin d'en renforcer l'efficacité, d'en atténuer les effets secondaires.

CE QU'IL FAUT RETENIR

La réflexologie ne présente aucun danger mais, comme toute technique efficace, elle nécessite quelques précautions d'emploi. Cette remarque est tout aussi valable si vous pratiquez l'autoréflexologie.

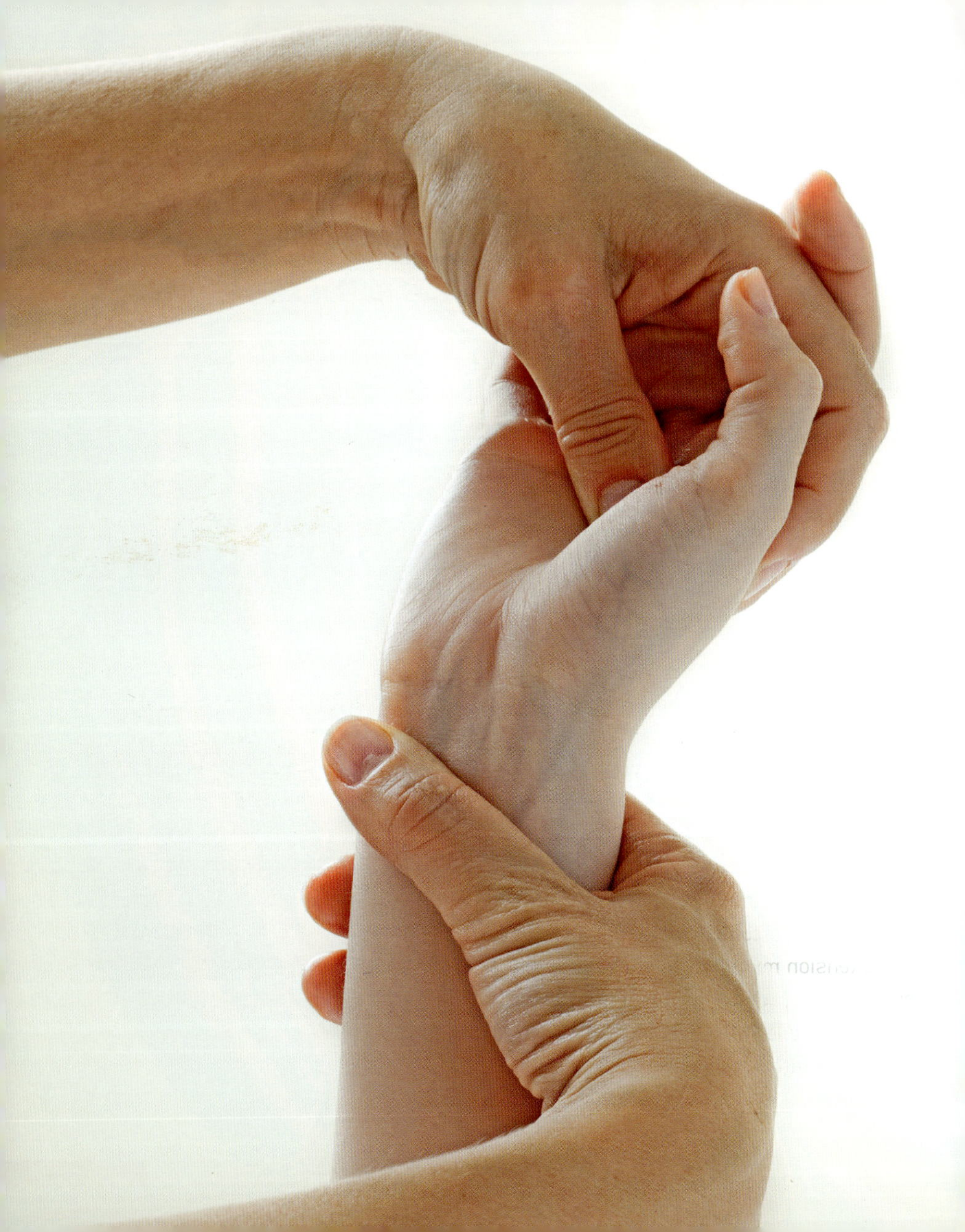

À vous de jouer !

L'AUTORÉFLEXOLOGIE EN PRATIQUE

Si rien ne remplace une séance chez le réflexologue, rien ne vous empêche non plus de presser vous-même vos propres zones réflexes. Vous pouvez aussi soulager une douleur chez votre conjoint ou apaiser vos enfants et les aider à s'endormir par quelques simples pressions du pouce !

La réflexologie, particulièrement efficace et facile à appliquer, vous rendra de grands services dans votre vie quotidienne. Avec un peu d'habitude, vous vous débarrasserez du stress, de vos migraines et autres maux de dos où que vous soyez ! Imaginez un long trajet en voiture : et hop ! En pressant les zones correspondant au dos, la tension musculaire s'envole ! Ou si vous sentez un début de migraine poindre : vite ! Stimulez les points visant à stopper les maux de tête !

L'INFO EN PLUS

Avant de commencer

Selon un proverbe japonais, « La voie est sous vos pieds. » Dans les pages suivantes, vous découvrirez tout ce qu'il faut savoir pour prendre les vôtres en main afin de parer les petits maux de la vie quotidienne. À moins que vous ne préfériez travailler vos mains... Quel que soit votre choix, ne vous lancez pas tête baissée dans les pressions des zones réflexes sans respecter certaines règles.

4 CONSEILS POUR TRAVAILLER DANS LES RÈGLES DE L'ART

1. Pieds et mains doivent être, dans la mesure du possible, impeccablement propres avant une séance de réflexologie. Un bain de pieds peut même faire un bien fou et vous plonger dans une ambiance anti-stress tout à fait propice à la réflexologie. Si vos pieds ou vos mains sont très secs, hydratez-les avec une crème agréable, qui pénètre sans laisser de gras sur la surface de la peau : on ne cherche pas à glisser, contrairement à un massage « classique ».

2. Installez-vous dans un endroit calme. Vous ne devez pas être dérangé. Une fois assis, posez un pied sur le genou opposé, si vous traitez le pied. Sinon, placez une main sur votre cuisse ou, mieux, sur un petit coussin. Vous devez pouvoir appuyer sur les zones réflexes sans que la position vous soit inconfortable. Avec la pulpe de vos doigts (en général le pouce, mais, pour certains endroits, l'index sera plus approprié), appuyez fermement sur les points correspondant à votre situation (stress, mal de tête, nausée...). Reportez-vous à la cartographie (pp. 18-23) pour bien visualiser les zones à manipuler.

3. Surtout n'enfoncez pas votre ongle dans la chair ! Douceur, tact et doigté...

4. Si vous disposez de suffisamment de temps, vous pouvez vous autoprodiguer une séance « complète » de réflexologie. Dans ce cas, traitez toutes les zones, en procédant par ordre et en insistant sur les points douloureux ou sensibles afin de les assouplir. Une fois que vous aurez terminé avec la main gauche (ou le pied droit), passez à l'autre côté. Vous verrez : curieusement, gaucher ou droitier, vous n'aurez aucune difficulté à travailler précisément les points de vos deux mains. Nous sommes extraordinairement adroits pour ce qui est d'apaiser nos maux !

5 TYPES DE PRESSION DIFFÉRENTS

Comme pour un massage « normal », on dispose de différents types de pression pour stimuler les points réflexes.

• La pression alternée : on presse avec le pouce pendant un court moment, puis on relâche. On déplace la main (en gardant le contact avec la peau), on presse le point suivant, etc. La pression alternée convient particulièrement lorsqu'on cherche à traiter un point particulier.

• La rotation : avec un doigt ou une articulation de la main, on imprime des petits mouvements rotatifs (dans n'importe quel sens) sur le point ou la zone réflexe. Puis on progresse comme avec la pression alternée. La rotation convient bien aux régions très charnues, comme le talon (là, mieux vaut presser fermement avec l'articulation de l'index qu'avec le pouce).

• La friction : on frotte la zone à traiter pour l'échauffer. Si elle est petite, deux doigts suffisent (par exemple, un de chaque côté d'un orteil), sinon on frictionne avec les deux paumes (par exemple pour le côté du pied).

• Le pétrissage : on pétrit lorsque la peau est très épaisse ou insensible (talon). On enfonce alors le poing fermé comme s'il s'agissait d'une pâte à pétrir.

• La marche : on progresse avec ses doigts le long du pied (ou de la main), sur la largeur ou la longueur, de l'extrémité (orteils, doigts) jusqu'à la cheville (ou le poignet). Il faut bien tenir le membre de chaque côté, un peu comme un sandwich.

Une « vraie » séance chez le réflexologue dure 45 minutes. Nous vous proposons une séance express pour vous familiariser avec la technique et vous inciter à recommencer régulièrement, en prévention. S'occuper de soi 10 minutes par semaine, est-ce vraiment trop demander ?

UNE SÉANCE COMPLÈTE EXPRESS EN 10 MINUTES

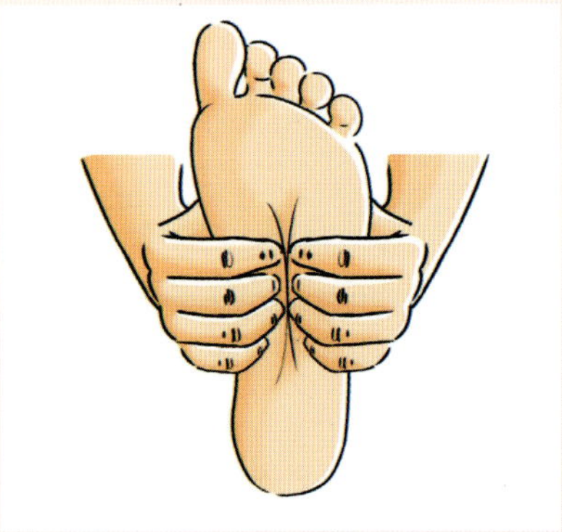

Étape 1

Commencez par un massage du pied. Pour l'assouplir, vous allez presser fortement les points réflexes. Comptez 1 minute.

- Mettez-vous pieds nus. Vous devez vous trouver dans une pièce calme, suffisamment chaude.
- Saisissez votre pied droit, faites glisser vos mains rapidement tout le long. Massez doucement les tendons et le dessus du pied en décrivant de petits cercles. Vous « réveillez votre pied ».
- Pétrissez votre pied tout du long : les doigts sont dessous, les pouces dessus et les mains l'enveloppent fermement.
- Placez vos orteils entre vos deux mains, frictionnez doucement (mais fermement).
- Votre pied doit être tout chaud !

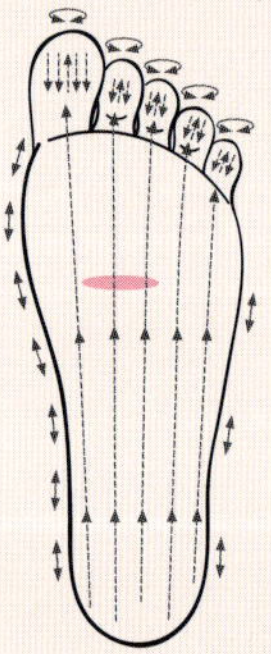

Étape 2

Lancez-vous ! Cette initiation à la réflexologie est vraiment toute simple, mais elle fait déjà beaucoup de bien. Comptez 2 minutes.

- Imaginez que la plante de votre pied soit couverte de 5 rayures verticales. Avec votre pouce enfoncé, parcourez le pied en partant du talon pour aboutir à l'extrémité de l'orteil. Procédez avec application, en pressant très régulièrement (tous les 5 mm).

• Imaginez que les rayures se poursuivent sur le dessus de votre pied selon le même modèle. Ainsi, quand vos doigts arrivent sur la tête de l'orteil, faites-le pivoter plusieurs fois et massez-le en décrivant des cercles. Il faut maintenir fermement vos orteils afin qu'ils ne bougent pas dans tous les sens. Puis poursuivez votre route en pressant de la même manière le long des « rayures » sur le dessus du pied.Cette fois, vous partez de l'orteil – que vous n'avez pas délaissé – et vous remontez jusqu'à la cheville.

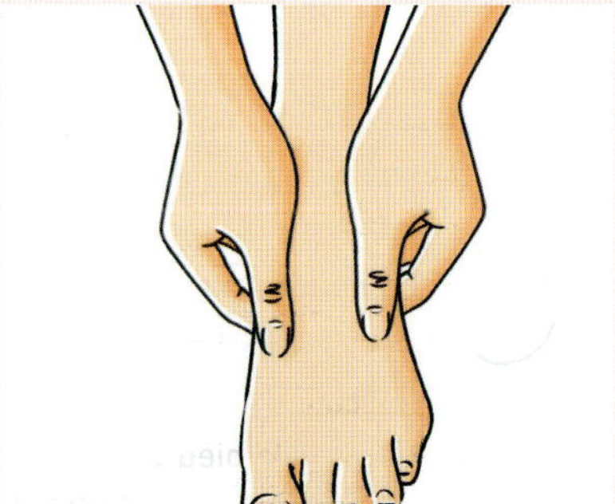

• Une fois à la cheville, redescendez au talon et attaquez la deuxième rayure sur la plante du pied.

• Recommencez ainsi jusqu'à la dernière rayure. Effectuez toujours le même mouvement : vous « descendez » sous la plante, vous « remontez » sur le dessus. Lorsque vous avez couvert l'ensemble de votre pied, pressez tout le long du côté externe, puis interne (aller-retour). Il est généralement plus facile de réaliser ce mouvement avec l'index, mais faites ce qui vous paraît le plus confortable.

• Terminez en pressant fermement le point réflexe du plexus solaire (voir cartographie pp. 18-23).

• Changez de pied et recommencez tout !

Étape 3

Massez votre main dans le même objectif d'échauffement que pour le pied.

/...

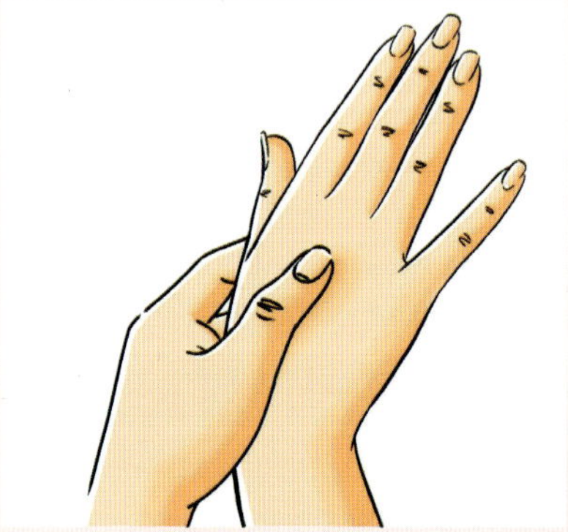

• Commencez par masser votre main gauche. Orientez vos paumes vers le bas et « réveillez » doucement les tendons sur le dos de la main, les doigts et l'attache des poignets.

Le plus simple est de saisir votre main avec l'autre, les 4 doigts en dessous et le pouce au-dessus. Au travail !

• Changez de position (paume en haut, pouce sur la paume, doigts en dessous de la main) et pétrissez doucement la base du pouce, puis celle de chaque doigt. Décrivez des petits cercles sur l'ensemble de la paume. Glissez le long de chaque doigt en enserrant ce dernier avec l'extrémité des 5 autres.

Étape 4

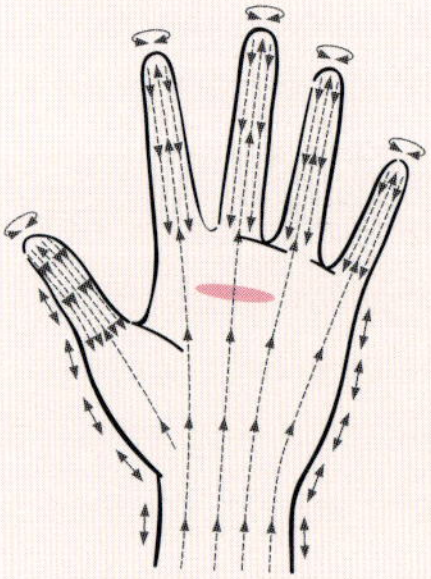

La mini-séance de réflexologie palmaire qui suit complète parfaitement l'ensemble des pressions déjà réalisées sur les pieds.

• Exactement comme pour le pied, imaginez que la paume de votre main est couverte de rayures verticales. Lorsque vous parvenez à l'extrémité de chaque doigt, faites-le pivoter de la même manière qu'avec le pied et « redescendez » de l'autre côté. Procédez avec application, en pressant très régulièrement (tous les 5 mm environ).

• Reprenez ensuite chacun des doigts et repassez de bas en haut et de haut en bas (2 allers-retours, 3 pour le pouce).

Vous partez de la base du doigt, parvenez à l'extrémité puis redescendez jusqu'à la base.

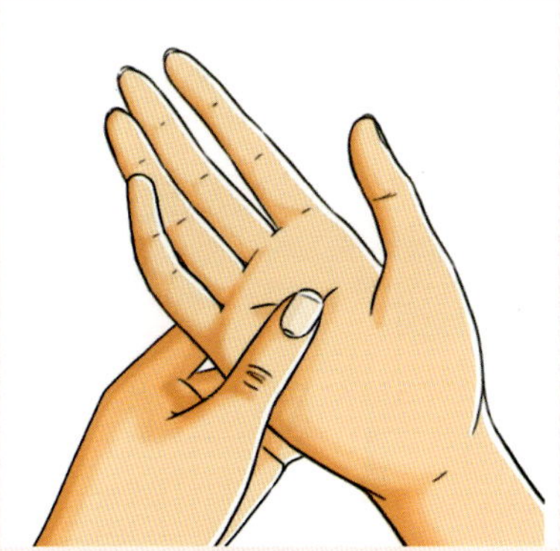

• Avec le pouce, parcourez les côtés de la main de haut en bas et de bas en haut. Restez sur le rebord.

• Terminez en pressant fermement le point réflexe du plexus solaire (voir cartographie p. 22).

• Changez de main et recommencez tout !

CE QU'IL FAUT RETENIR

Vous avez compris le principe : chaque point correspond à une fonction ou à un organe. Ainsi, si vous avez mal à la tête, il faut presser la zone réflexe correspondant à « tête ». C'est la « zone à traiter en priorité ». Pour le pied, elle se situe sous le gros orteil ; pour la main, elle siège sur le côté du pouce. Mais lorsqu'un mal de tête s'annonce, il est judicieux de manipuler plusieurs points réflexes, par exemple, les yeux ou le système digestif si l'un ou l'autre sont à l'origine de la douleur. Ce sont les « zones à traiter en complément ».

Rappel : Il est très important de consulter un médecin pour vérifier que votre trouble ne nécessite pas un traitement médical.

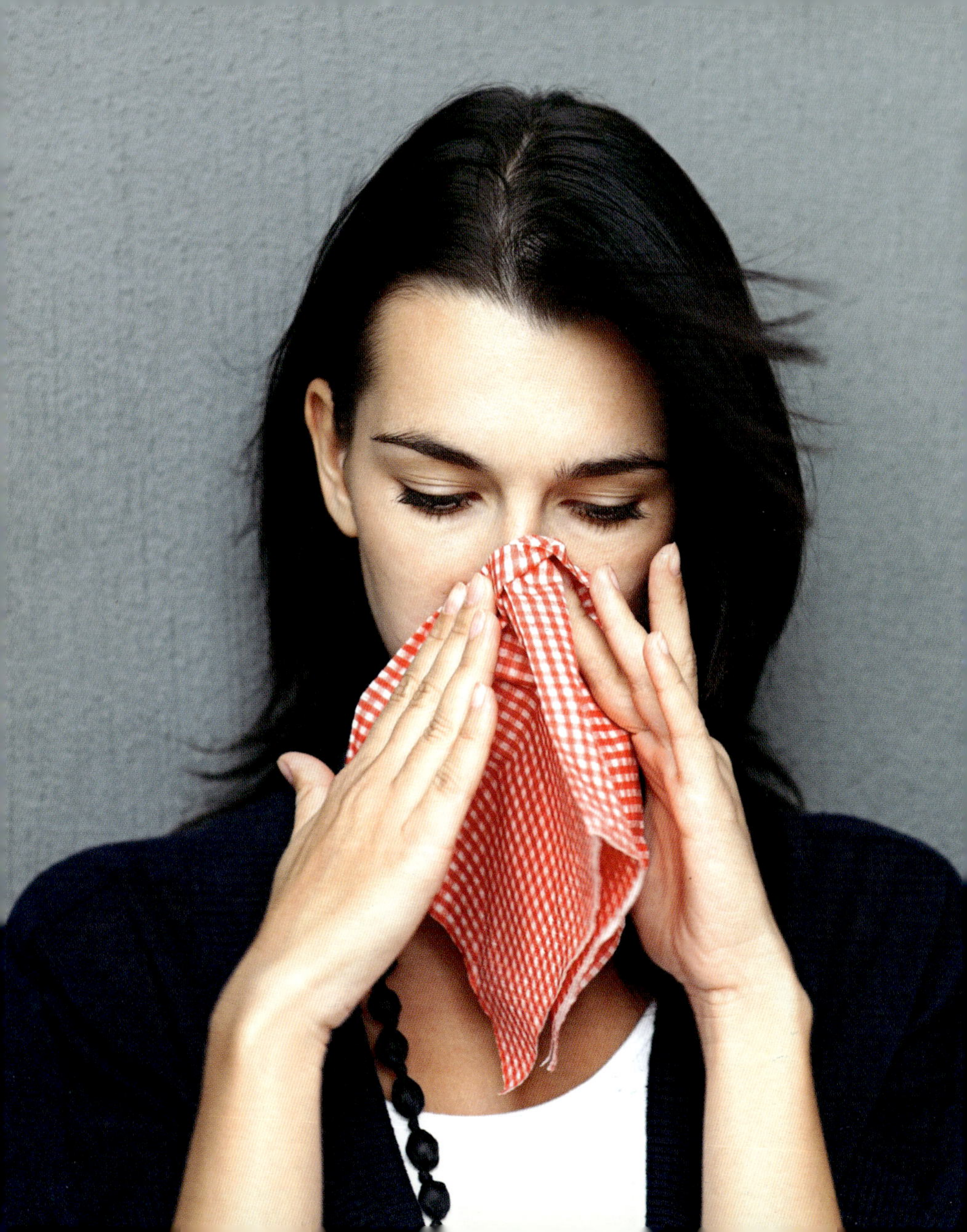

Abécédaire des troubles les plus courants

ACNÉ

En deux mots

L'acné est le compagnon d'infortune de la majorité des adolescents. Les symptômes sont malheureusement célèbres : des points noirs qui prennent un malin plaisir à dégénérer en boutons, principalement les jours où, précisément, il ne le faudrait pas (examen, soirée...). Mais il n'est pas rare que ce problème de peau touche aussi les adultes de 25, 30 voire 40 ans ! Les spécialistes affirment même que c'est de plus en plus courant.

Vos points de réflexologie

- Zones à traiter en priorité : zones atteintes (visage, dos, poitrine, nez...).
- Zones à traiter en complément : glandes surrénales, système digestif, hypophyse, plexus solaire.

Vos aliments « amis »

- Privilégiez les « bons gras » (huiles d'olive et de colza, poissons gras...) car les « mauvais gras » (excès de viande, produits laitiers, croissants, chips, quiches, tourtes et autres plats préparés) ne sont pas vos amis.

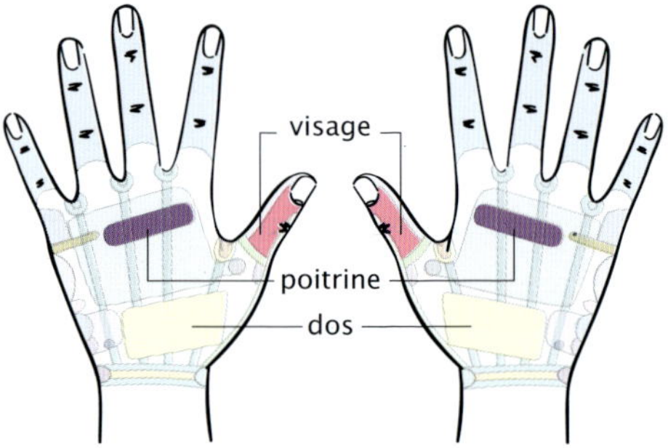

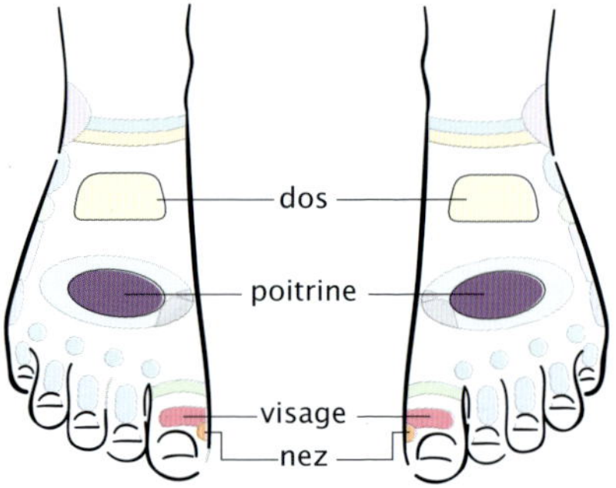

Pour plus de clarté, nous ne pouvons faire figurer sur les dessins ci-contre que les points « prioritaires ». Pour localiser les zones réflexes complémentaires, reportez-vous aux pages 18 à 23.

- Attention au sucre et aux sucreries (chocolat compris) qui offrent un milieu propice aux infections, facilitant le passage du stade « point noir » à celui de « bouton ».

• Mangez des fruits et légumes frais, riches en vitamine C et fibres : celles-ci s'opposent à la constipation, responsable de nombreux boutons et du teint brouillé.

Le conseil en plus

• Le tabac est souvent incriminé : non seulement il asphyxie la peau, mais en plus il est responsable de microkystes, notamment au niveau des joues. Ne fumez pas !

• Utilisez des cosmétiques adaptés, « non comédogènes ». Laissez respirer votre peau.

• Le stress aggrave le problème.

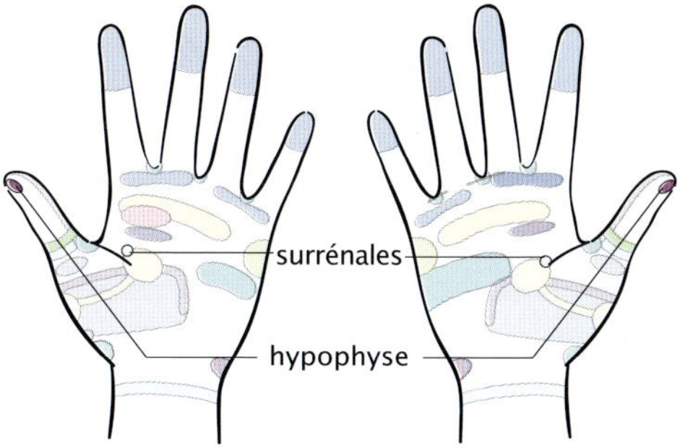

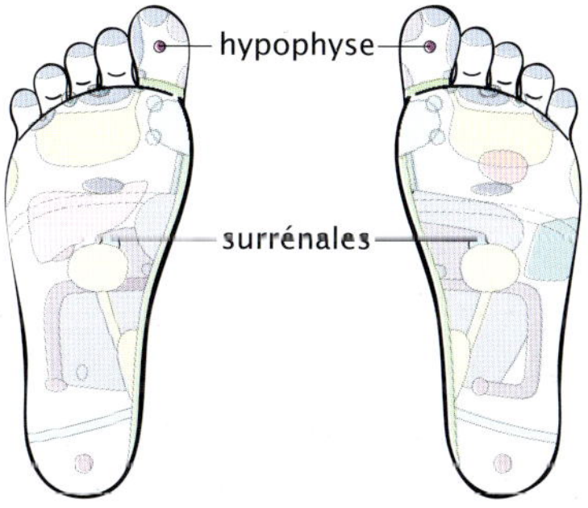

ALLERGIE

En deux mots

Généralement, les maladies sont dues à l'intrusion d'un microbe ou au mauvais fonctionnement d'un organe. Mais l'allergie relève d'un mécanisme à part : c'est une réponse exagérée de l'organisme qui se croit agressé, alors que personne ne lui veut de mal. Kiwi, fraise, blanc d'œuf, pollen, nickel : tous ces éléments inoffensifs peuvent être considérés comme dangereux par le système immunitaire, qui déploie les grands moyens pour manifester son mécontentement. Nez qui coule, plaques rouges sur la peau ou gonflements, les manifestations allergiques peuvent être apaisées par la réflexologie.

> **ATTENTION !**
> Les principaux aliments responsables d'allergies sont le poisson (le cabillaud surtout), l'œuf et le lait.

Vos points de réflexologie

• Zones à traiter en priorité : glandes surrénales et hypophyse.

• Zones à traiter en complément : ganglions, système lymphatique, thyroïde, intestins, reins.

Vos aliments « amis »

• Consommez 1 à 2 yaourts, de préférence à l'acidophilus, chaque jour. Leurs probiotiques (« gentilles bactéries ») permettent à la flore intestinale d'être plus performante. Or, l'intestin est notre premier organe immunitaire.

• Mangez beaucoup de fruits et de légumes frais, la vitamine C réduit la gravité des manifestations allergiques.

Le conseil en plus

• L'homéopathie est remarquablement efficace contre l'allergie.

• Évitez la substance allergisante dans la mesure du possible.

• Les animaux domestiques (surtout les chiens et les chats) peuvent être très allergisants.

ASTHME

En deux mots

Lorsqu'on fait une crise d'asthme, c'est parce que, sous l'influence de divers éléments comme le pollen, la poussière ou même un coup de froid, nos voies respiratoires rétrécissent temporairement jusqu'à empêcher l'air de passer.

Dans de nombreux cas, il est possible de prévenir les crises d'asthme, d'une part en agissant sur l'environnement (en évitant les substances allergisantes, par exemple), d'autre part en soutenant le système respiratoire.

Vos points de réflexologie

• Zones à traiter en priorité : poumons, plexus solaire.

• Zones à traiter en complément : éventuel-

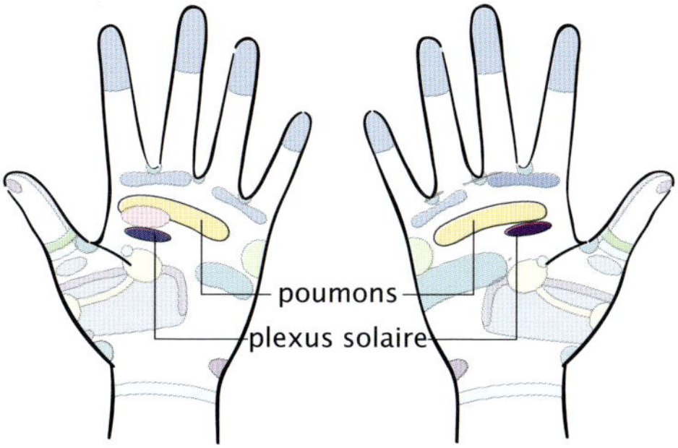

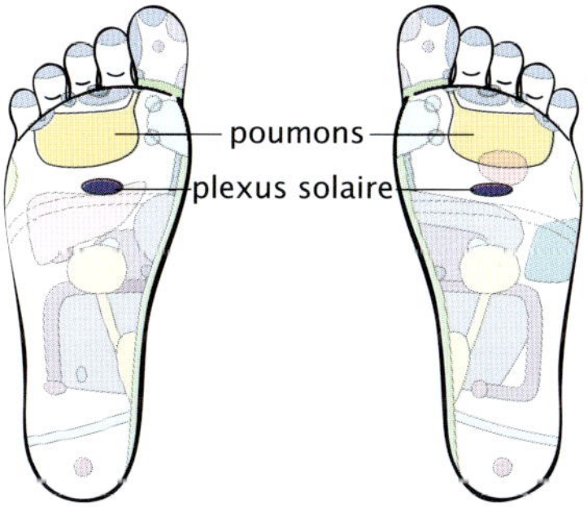

lement colonne vertébrale et glandes surrénales.

Vos aliments « amis »

Surveiller son alimentation peut véritablement aider à espacer les crises d'asthme, ainsi qu'à en réduire la sévérité. Mangez :

- du poisson gras (sardines, maquereaux, saumon...) au moins 2 fois par semaine, pour ses oméga 3 anti-inflammatoires ;
- des fruits et légumes frais chaque jour. Les asthmatiques ont besoin de plus de vitamine C que les autres, surtout en milieu pollué ;
- des fruits de mer. Le sélénium protège les poumons et augmente l'efficacité des vitamines C et E.

Et buvez de l'eau minérale riche en magnésium, un minéral qui facilite la respiration.

Le conseil en plus

- Attention à ce que vous respirez, tout ce qui agresse vos bronches est à limiter au maximum : tabac (actif ET passif), pollution, peinture, solvants, laques, vêtements de retour du pressing, pollen, acariens (passez l'aspirateur très souvent !), etc.
- De nombreuses crises sont déclenchées ou amplifiées par le stress.

ATTENTION !
Gardez toujours votre inhalateur à portée de main.

BALLONNEMENTS

En deux mots

Pendant la digestion, notre intestin produit des gaz. C'est tout à fait normal. Ce qui ne l'est pas, c'est qu'ils soient émis en trop grande quantité. On se sent alors ballonné.

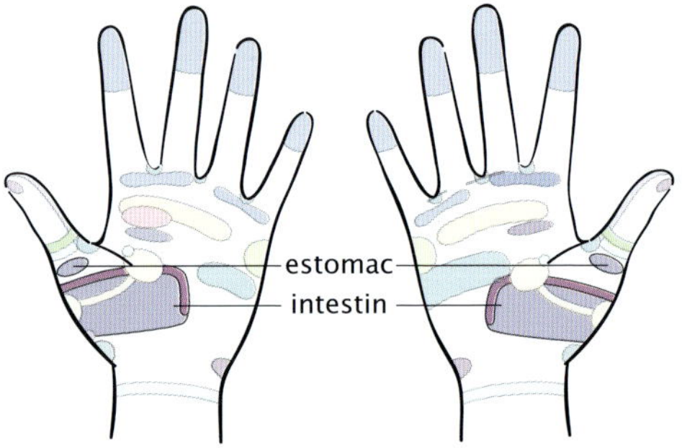

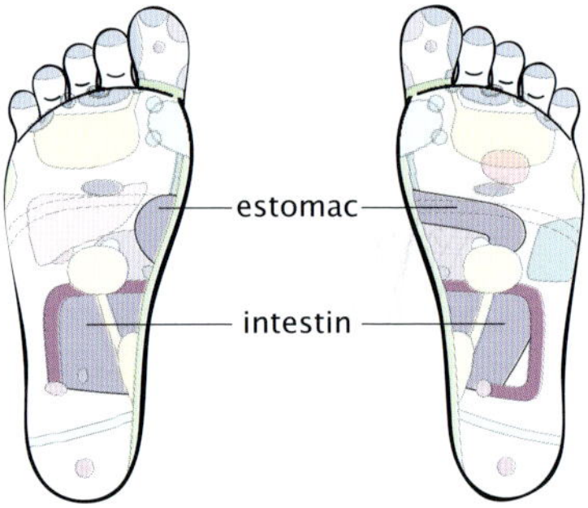

ATTENTION !

Les principaux responsables de ballonnements :

- L'excès d'air avalé : évitez de trop parler en mangeant, limitez la consommation de chewing-gums (surtout sans sucre).
- Évitez tous les sodas, surtout light, ainsi que la plupart des boissons renfermant des additifs (cidre, bière, sirop, alcool, cacao, milk-shake).
- Choux, haricots secs, navets et oignons sont connus pour poser quelques problèmes lorsqu'ils sont consommés en quantité excessive.
- Les produits laitiers (hors yaourts) peuvent être difficiles à digérer.

C'est le signe d'une digestion difficile, souvent liée à une alimentation déséquilibrée et/ou au stress.

Vos points de réflexologie

- Zones à traiter en priorité : intestin, estomac.

• Zones à traiter en complément : foie, vésicule biliaire, plexus solaire (si stress).

Vos aliments « amis »

• Les fines herbes, les tisanes qui aident à digérer (la menthe, par exemple), le gingembre peuvent être d'une grande aide.
• Vive le fenouil !
• Le lait fermenté (comme les yaourts) : ses bactéries bénéfiques aident notre flore intestinale à travailler.

Le conseil en plus

La façon dont vous mangez compte autant que le contenu de votre assiette. Le calme est primordial : le stress empêche de digérer et mène directement aux ballonnements.

CELLULITE

En deux mots

La cellulite est une altération de la peau due à une augmentation de la masse grasse dans des zones bien précises : cuisses, fesses, taille, ventre. Elle est composée de graisse et d'eau « coincées » dans un réseau fibreux qui entoure les cellules graisseuses. Pour s'en débarrasser, il est impératif d'agir sur le stockage de la graisse, la rétention d'eau et la fibrose. N'oubliez aucun point, sinon c'est l'échec assuré ! Et sachez que 85 % des femmes et 15 % des hommes ont de la cellulite. Ces chiffres ne nous consolent guère mais permettent de se sentir moins seul, non ?

Vos points de réflexologie

• Zones à traiter en priorité : système lymphatique et zones de localisation (hanches, genoux...).
• Zones à traiter en complément : glandes surrénales, hypophyse, thyroïde.

Vos aliments « amis »

• Augmentez votre consommation d'oméga 3 (poisson gras, huile de colza) mais réduisez celle d'aliments sucrés (le sucre se transforme en graisse) et de graisses qui ont tendance à s'incruster (viandes, produits laitiers, préparations industrielles).
• Si vous n'êtes pas très musclé – la cellulite s'installe de préférence sur une jambe « ramollo » –, revoyez à la hausse vos apports en protéines (surtout poissons) pour

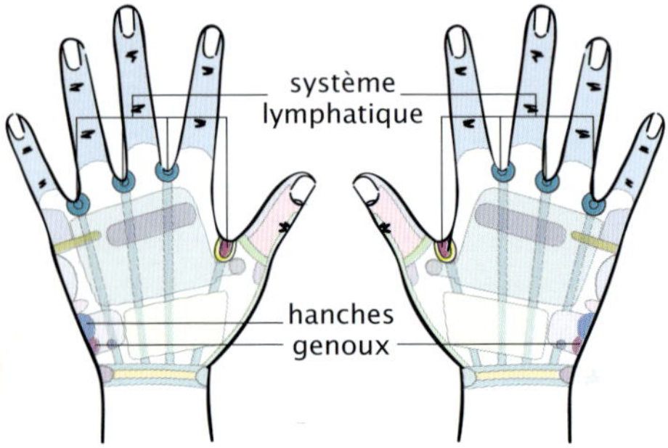

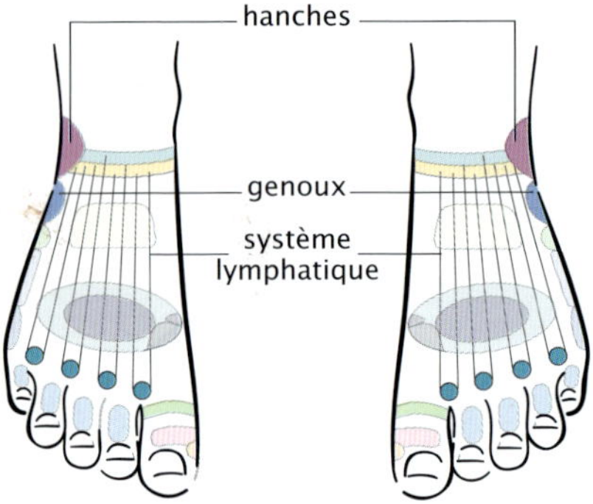

fabriquer plus facilement du muscle. Songez cependant que ce dernier n'éclora pas comme par magie : il faut le faire travailler !

Le conseil en plus

• Le conseil principal, c'est de pratiquer un sport de façon soutenue et, si possible, dans l'eau. L'aquagym donne des résultats spectaculaires et très rapides.

• Vraiment efficace en complément, le drainage lymphatique, seul massage anticellulite « breveté », est à adopter. Mais un automassage quotidien avec des huiles essentielles est utile également.

> **ATTENTION !**
> Méfiez-vous du sel et des aliments trop salés (fromage, produits déshydratés, charcuterie, plats préparés, surimi...) qui favorisent la rétention d'eau.

CONSTIPATION

En deux mots

Lorsqu'on va à la selle trop rarement ou que l'opération est longue et douloureuse, on est constipé. Les selles sont émises en quantité insuffisante ou ne sont pas assez hydratées et s'évacuent donc mal. La constipation peut aussi être passagère, souvent lors d'un déplacement. En effet, l'intestin, routinier, déteste changer de repères.

Vos points de réflexologie

- Zone à traiter en priorité : côlon.
- Zones à traiter en complément : foie, glandes surrénales, intestin grêle, plexus solaire, bas de la colonne.

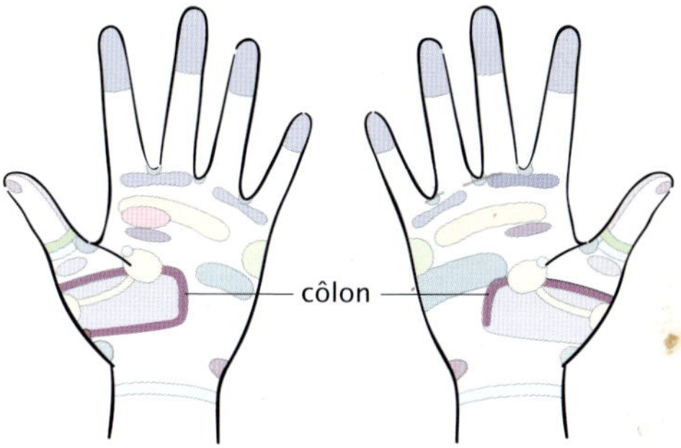

Vos aliments « amis »

- Pensez fibres + eau. La majorité des constipations cèdent à ce « traitement ». Mangez beaucoup de fruits et de légumes frais. Buvez de l'eau minérale riche en magnésium (type Hépar ®, Contrex ®).
- Les pruneaux et les raisins secs sont des laxatifs doux, naturels et très efficaces.

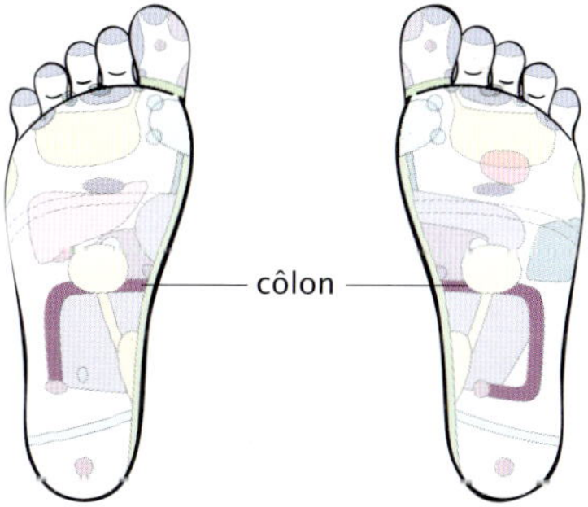

Le conseil en plus

Le stress et le manque d'exercice physique sont facteurs de constipation. Le simple fait de marcher masse l'intestin et incite à aller à la selle.

ATTENTION !
Manger insuffisamment expose à la constipation. Gare aux régimes !

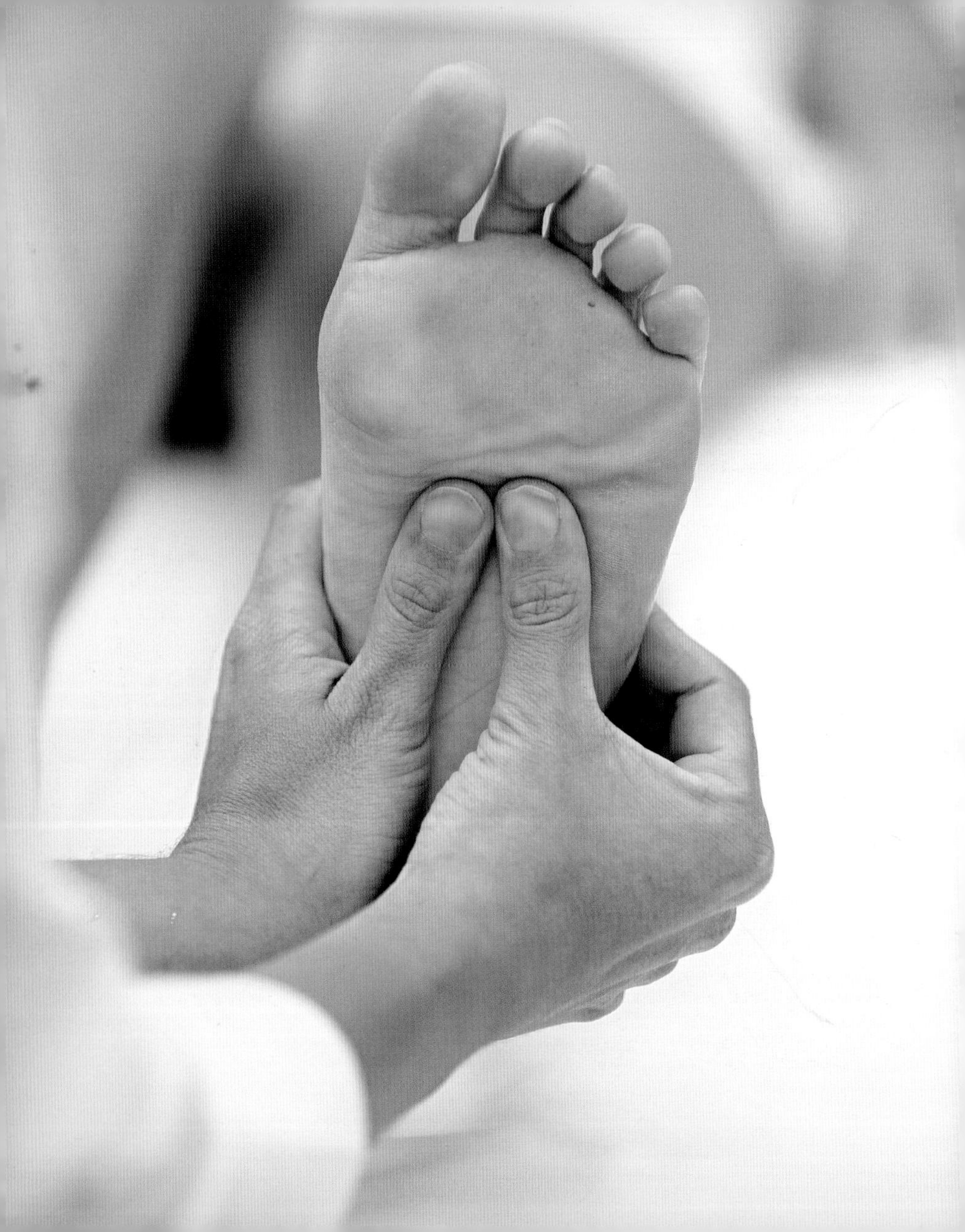

CYSTITE

En deux mots

Normalement, l'urine est stérile, de même que les organes dans lesquels elle circule ou stagne. Des germes provenant du système génital ou digestif peuvent pourtant s'y installer, provoquant cystites et autres troubles urinaires avec, dans leur sillage, des « brûlures » et des difficultés à uriner, souvent accompagnées d'envies très fréquentes. La cystite récidive une fois sur deux.

Vos points de réflexologie

• Zones à traiter en priorité : vessie, reins.

ATTENTION !

L'alcool (surtout le vin blanc) et les plats épicés aggravent les « brûlures ». L'excès de sucre favorise le développement des germes ; évitez donc les produits sucrés jusqu'à amélioration des symptômes.

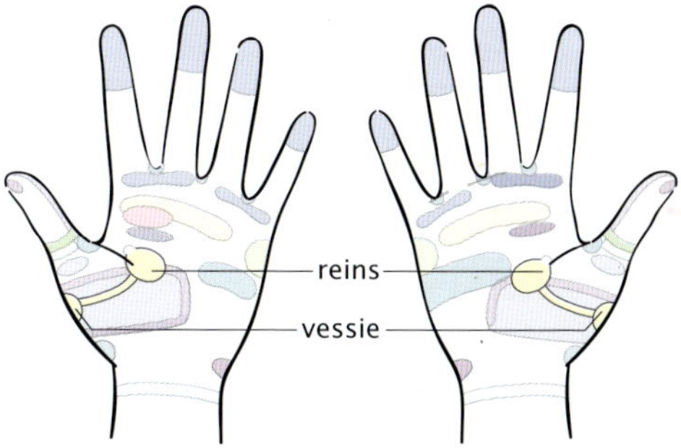

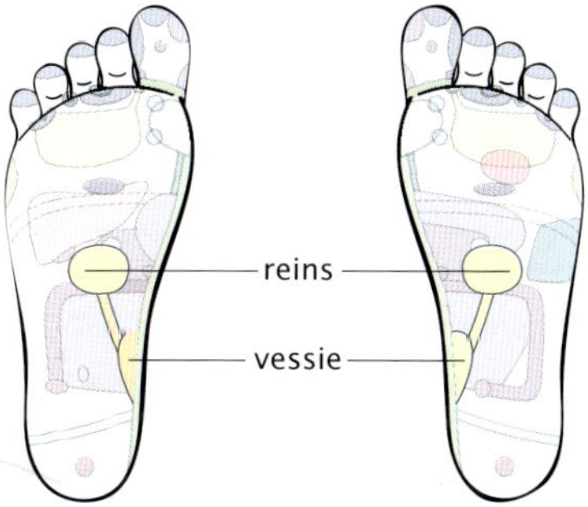

Vos aliments « amis »

• L'eau. Elle « lave » les voies urinaires et entraîne les germes vers la sortie. Avec des plantes qui combattent les troubles urinaires (busserole, bruyère), c'est encore mieux.

• Le jus de canneberge [*cranberry*] est conseillé par les services hospitaliers les plus à la pointe pour éviter les récidives.

Le conseil en plus

• Si les douleurs ne passent pas très vite, il faut consulter un médecin.
• Hygiène intime parfaite de rigueur !
• Urinez après chaque rapport sexuel.

DÉPRIME

En deux mots

On a tous déjà ressenti ce vague à l'âme constitué de tristesse, fatigue, « envie de rien », manque d'entrain, ennui, saupoudré d'un sentiment de solitude.
Bref, quand on déprime, ça ne va pas fort, même s'il n'y a pas forcément de raison objective pour cela. Mais souvent, une cause se dégage : stress, déséquilibre hormonal, alimentation inadaptée, manque de lumière [hiver], difficultés diverses... Allez, haut les cœurs !

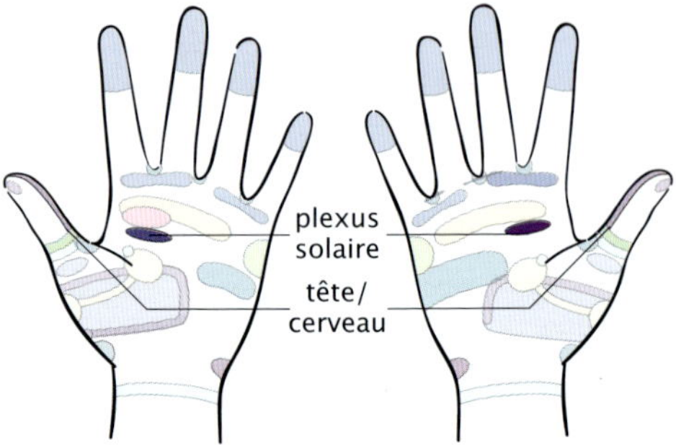

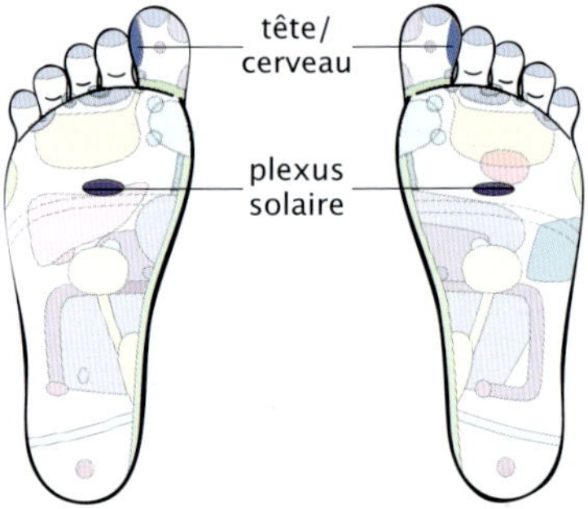

Vos points de réflexologie

• Zones à traiter en priorité : plexus solaire, tête, cerveau.
• Zone à traiter en complément : glandes surrénales.

Vos aliments « amis »

• Mangez des protéines à chaque repas (poisson, œufs, viande, jambon…).

• Procurez à votre corps les matériaux nécessaires pour fabriquer les « substances de la joie de vivre ». Beaucoup de fruits et légumes frais, surtout très colorés, des céréales complètes, du poisson.

• Privilégiez le poisson gras : ses oméga 3 sont souverains contre les troubles de l'humeur.

• Forcez sur le magnésium (voir sources p. 61). C'est LE minéral de l'humeur.

• Si votre humeur varie dans la journée, peut-être souffrez-vous d'hypoglycémie. Évitez les sucres rapides (bonbons, sucreries, pâtes et pain blancs) et préférez les sucres lents (légumes secs, céréales et pâtes complètes, et riz brun).

Le conseil en plus

• Bougez, sortez, promenez-vous à l'air frais.

• Le sport est euphorisant : allez faire des longueurs, du jogging ou du tennis, bref, ce que vous voulez mais faites-le franchement.

• La plupart des déprimes cèdent avec une alimentation équilibrée, une hygiène de vie améliorée et un peu de patience.

DIGESTION LENTE

En deux mots

Digérer lentement, c'est avoir l'impression que, 3 heures après un repas, on sort tout juste de table. On se sent « plein », « lourd ». Il ne tient qu'à nous d'alléger ce poids-là !

Vos points de réflexologie

• Zone à traiter en priorité : estomac.

• Zones à traiter en complément : œsophage et diaphragme (si reflux ou brûlures), vésicule biliaire (si mauvaise digestion des graisses), foie (si foie fatigué, jaunisse…).

ATTENTION !

Certains aliments sont plus longs à digérer que d'autres, parce que trop riches en protéines ou en graisses. Méfiez-vous des repas lourds, ne reprenez pas 4 fois d'un plat, évitez les menus « entrée-plat-fromage-dessert ». Souvent, on digère mal parce qu'on mange trop.

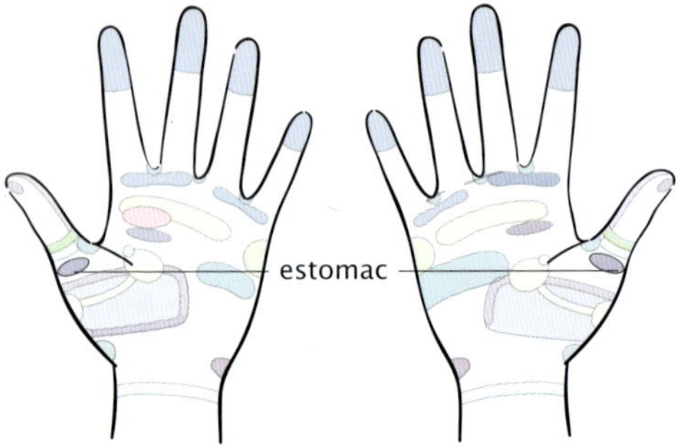

Le conseil en plus

• Mâchez ! Votre estomac n'a pas de dents !

• Le tabac bloque les sécrétions digestives. Ne fumez pas, surtout pendant ou juste après le repas.

• Le stress rallonge la durée de la digestion : à cause de lui, les sucs digestifs sont de mauvaise qualité. Mangez dans le calme, détendez-vous.

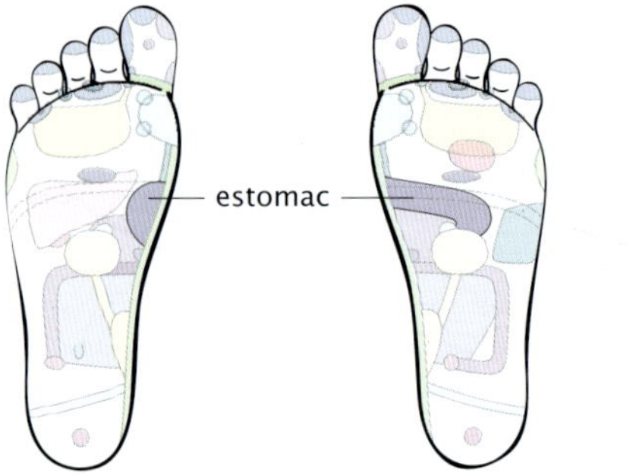

Vos aliments « amis »

• Les aliments les plus faciles à digérer sont les fruits, les légumes, le lait écrémé et le poisson blanc.

• Les crudités en début de repas apportent des enzymes qui facilitent la digestion.

DOULEURS

En deux mots

La douleur est un signal d'alarme de l'organisme pour prévenir que « quelque chose ne va pas ». Une fois qu'elle a joué son rôle, inutile de la subir stoïquement !

Plutôt que de se jeter sur les médicaments antidouleur qui peuvent, à force, provoquer des effets secondaires graves, mieux vaut en trouver l'origine et traiter la cause, et, dans tous les cas, soulager sa souffrance avec tous les moyens possibles.

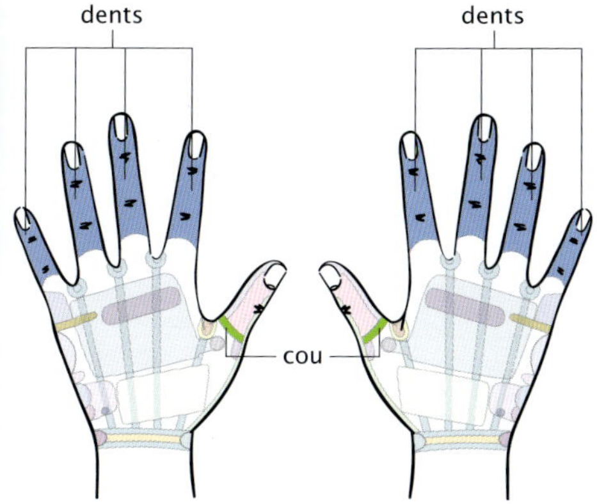

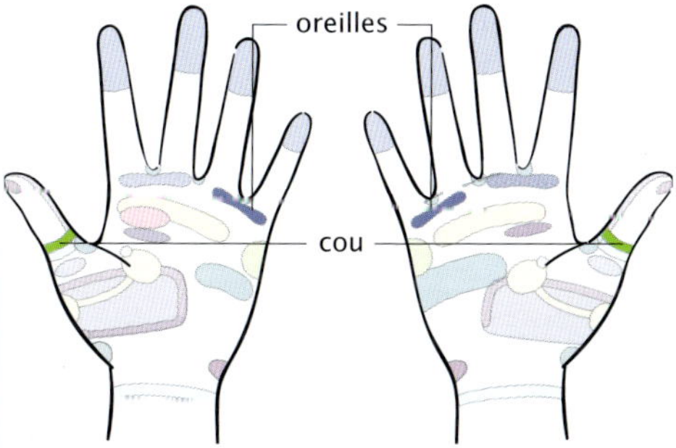

Vos points de réflexologie

• Zones à traiter en priorité : la région du corps concernée – dents, oreilles, cou…

• Zones à traiter en complément : plexus solaire (si stress), glandes surrénales (si inflammation).

Vos aliments « amis »

• L'alimentation joue un rôle certain dans la plupart des douleurs chroniques. Par exemple, la goutte résulte directement d'un excès alimentaire.

• La caféine est un remarquable antidouleur. On la trouve dans le café, le thé, les colas, et même le chocolat !

• Même remarque pour la capsaïcine contenue dans les piments.

• L'ail, le clou de girofle, le gingembre, la menthe poivrée, l'oignon et la réglisse sont aussi des alliés. (Attention à cette dernière en cas d'hypertension !)

• Les oméga 3, présents dans les poissons gras, réduisent l'inflammation, donc la douleur contrairement aux mauvaises graisses, qui l'aggravent et l'entretiennent.

Le conseil en plus

• Respirez lentement et profondément.

• Lorsqu'on est stressé ou fatigué, on supporte moins bien la douleur. Reposez-vous !

• Prenez un bain chaud en cas de douleurs musculaires (mal de dos, par exemple).

• L'exercice physique est un parfait antidouleur naturel. Quand on fait du sport, on sécrète une substance proche de la morphine.

Il faut évidemment adapter les efforts à son état physique.

• Les douleurs liées au sport peuvent généralement être évitées, simplement en achetant du matériel adapté, en buvant régulièrement, et en étirant ses muscles avant et après l'effort.

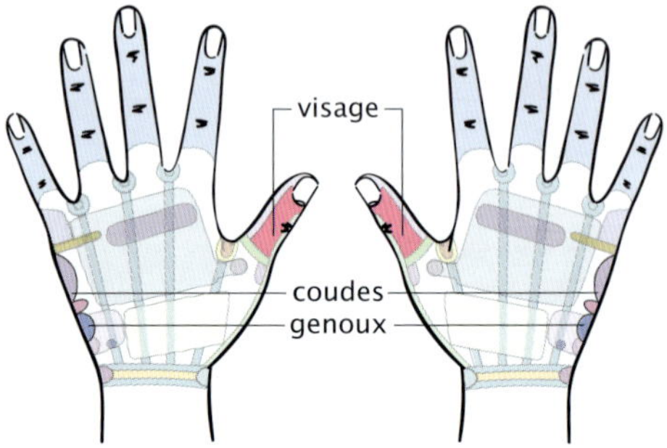

ECZÉMA

En deux mots

L'eczéma est une maladie dermatologique de type « allergique ». Il se manifeste par des plaques rouges qui apparaissent sur une peau très sèche, surtout aux genoux, aux plis du coude et sur les joues. Elles peuvent démanger, picoter ; attention aux lésions de grattage !

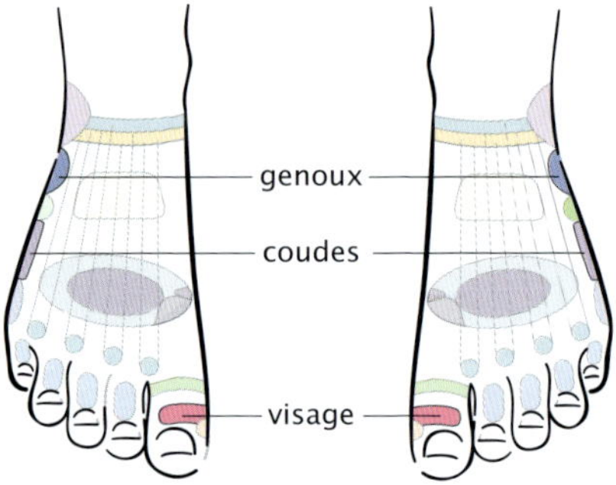

Vos points de réflexologie

• Zones à traiter en priorité : zones atteintes (coudes, genoux, visage...).

• Zones à traiter en complément : glandes surrénales, système digestif (intestin, côlon), hypophyse, plexus solaire.

Vos aliments « amis »

• Une flore intestinale en mauvais état aggrave les choses. Prenez soin de votre système digestif ! Consommez notamment régulièrement du lait fermenté (liquide ou en pots).

• Limitez les autres produits laitiers (en période de poussées).

Le conseil en plus

• Hydratez au maximum votre peau avec des crèmes adaptées.

• Si vous êtes maman, l'allaitement est recommandé.

• Pensez aux eaux thermales de type Avène©, La Roche-Posay©, etc. en cure de thermalisme ou en brumisateur à la maison. Super efficace !

FATIGUE

En deux mots

La fatigue s'exprime de mille et une façons. Épuisement physique, baisse du tonus sexuel, humeur en dents de scie, sommeil de mauvaise qualité, nerfs en pelote, tendance à attraper tous les microbes qui passent... nous avons tous des petites baisses de forme. Plutôt que de recourir à des médicaments à l'efficacité aléatoire, commencez par améliorer votre hygiène de vie : c'est souvent elle qui est en cause.

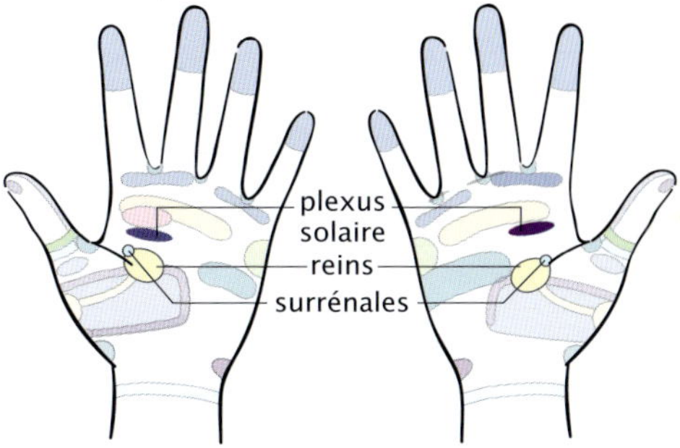

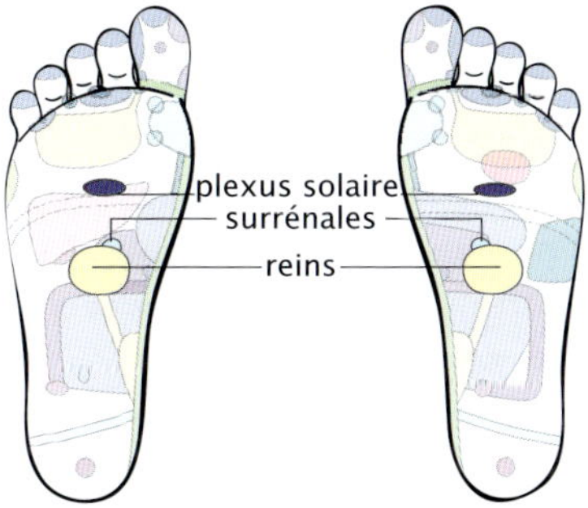

Vos points de réflexologie

• Zones à traiter en priorité : plexus solaire, reins, glandes surrénales.

• Zones à traiter en complément : thyroïde, hypophyse.

> **ATTENTION !**
> • Limitez au maximum l'apport d'alcool, de café et de sucre.
> • Les régimes excessifs fatiguent énormément. Et en plus ils exposent aux fringales. Tout faux !

Vos aliments « amis »

• Focalisez sur le magnésium. Anti-stress, il est aussi anti-fatigue. L'eau minérale riche en magnésium, les légumes frais ou secs, les amandes et les céréales complètes en apportent beaucoup. Le chocolat noir aussi, mais attention aux calories !

• Ne sautez pas le petit déjeuner. Au déjeuner et au dîner, consommez systématiquement des protéines (poisson, œuf, viande ou céréales + légumineuses), des crudités (salade verte, tomates, fruits frais), des légumes cuits (haricots verts, choux...).

Le conseil en plus

• Le manque de sommeil est une cause majeure de fatigue. Il faut dormir !

• Trop d'activité peut épuiser. Gérez vos priorités.

• Le stress est éreintant. On se calme...

• Le sport est un excellent remède. Il provoque une fatigue... anti-fatigue !

GROSSESSE (PETITS MAUX)

En deux mots

Pendant les 9 mois de grossesse, mieux vaut éviter les médicaments, car le fœtus risque d'en « bénéficier » malgré lui. Pourtant, être enceinte peut être fatigant et de petits incidents peuvent émailler cette période néanmoins merveilleuse.

La réflexologie peut aider à soulager le mal de dos, à mieux dormir et à améliorer la circulation du sang. Soyez cependant très vigilante, surtout au premier trimestre : évitez toute pression trop ferme, remettez-vous en à un praticien confirmé et demandez l'avis de votre médecin en cas de doute.

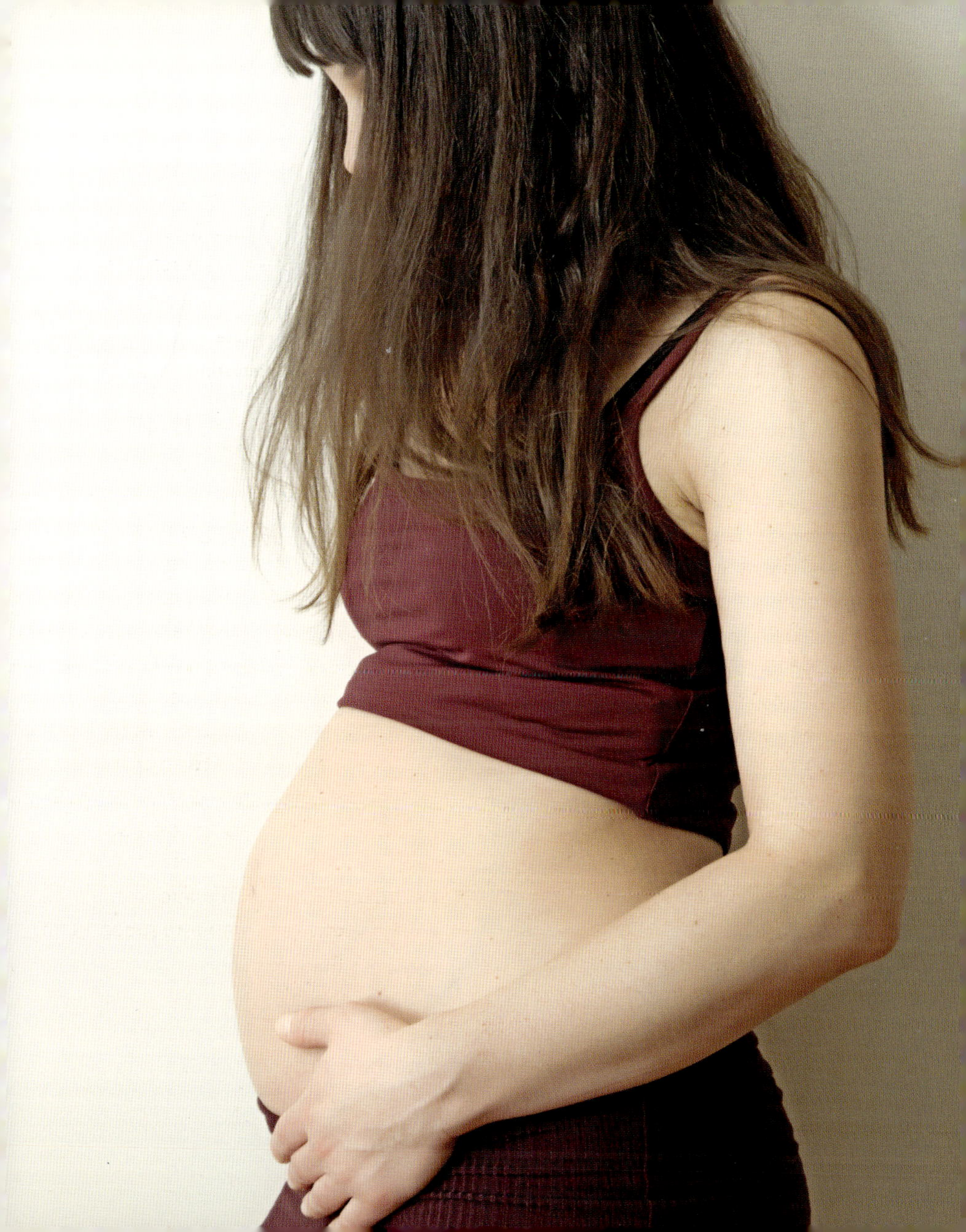

Vos points de réflexologie

• Zones à traiter en priorité : estomac (si nausées), plexus solaire, cerveau (si troubles émotionnels, insomnie), rate (si fatigue), rectum, anus (si hémorroïdes), colonne vertébrale (si mal de dos), intestins (si constipation).

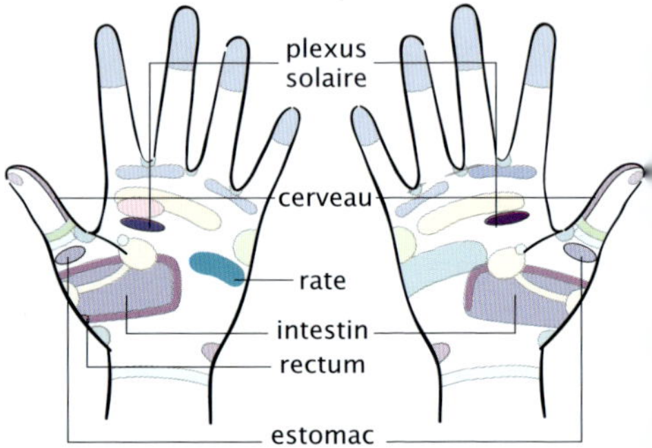

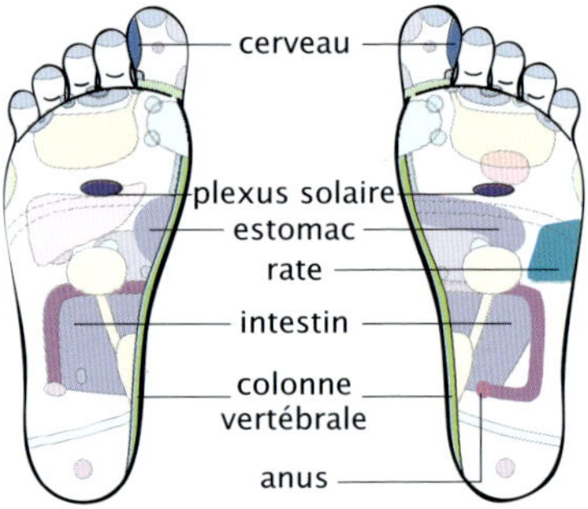

Vos aliments « amis »

• On ne mange pas pour deux, mais deux fois mieux ! Menus équilibrés et riches en vitamines et minéraux, apport régulier de protéines et de « bons gras » (poisson notamment), sucres lents (céréales complètes, pain complet, légumes secs) à chaque repas si possible.

• Attention aux repas lourds qui peuvent gêner une digestion déjà difficile et aux sucres rapides, responsables d'hypoglycémies, donc de malaises et de sautes d'humeur.

• Respectez les recommandations alimentaires classiques (pas de viande ni de poisson crus, etc.).

ATTENTION !
L'alcool est strictement interdit.

Le conseil en plus

• Conserver une activité physique suffisante est important pour la bonne santé de la maman et du futur bébé. Il faut juste mesurer ses efforts et se ménager. La natation et la marche sont idéales.

• Détendez-vous, reposez-vous suffisamment, profitez des week-ends pour vous relaxer. Prenez soin de vous.

HÉMORROÏDES

En deux mots

Les hémorroïdes sont des petites veines siégeant autour de l'anus. Sous l'effet de la constipation, de la sédentarité ou pour toute autre raison, elles peuvent gonfler et « sortir » de leur territoire. C'est une crise hémorroïdaire. Résultat : des douleurs voire des saignements lorsqu'on se rend à la selle. Une situation parfois très gênante et en tout cas jamais agréable.

Vos points de réflexologie

• Zones à traiter en priorité : rectum, anus, côlon, intestin grêle.

Vos aliments « amis »

• Il faut favoriser la circulation du sang, notamment en mangeant beaucoup de fruits, surtout des petits fruits rouges (cassis, myrtilles, baies diverses).

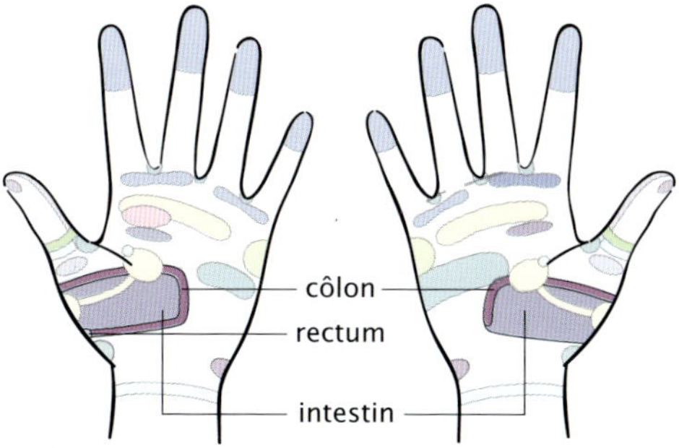

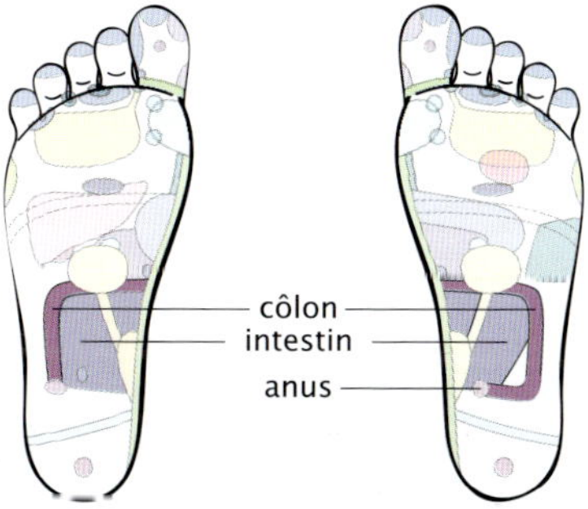

• Traitez une éventuelle constipation (voir p. 52).

Le conseil en plus

L'exercice physique régulier tonifie l'ensemble du corps, y compris les veines hémorroïdaires. Bougez !

LES ENFANTS AUSSI !

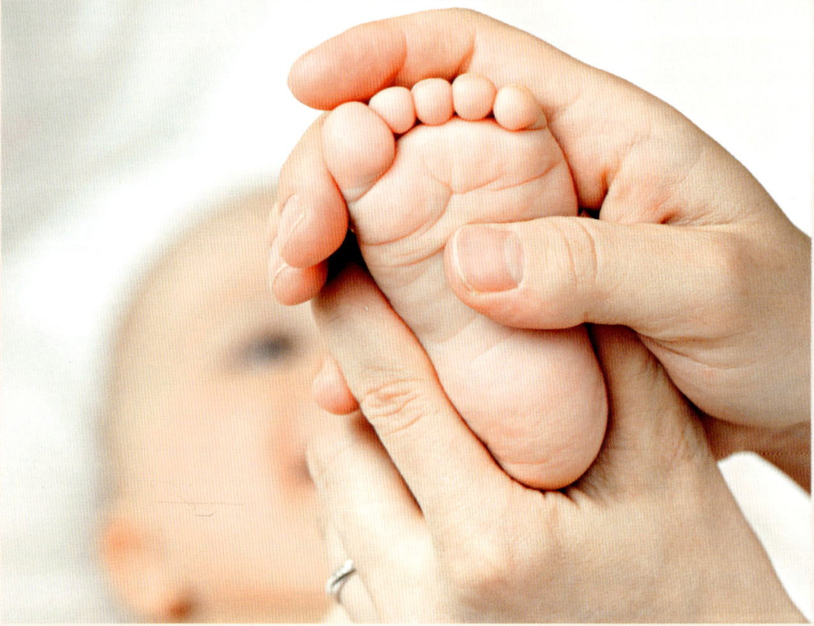

Les bébés et les enfants profitent particulièrement de la réflexologie, qu'ils considèrent souvent comme un jeu. Il faut juste faire preuve d'une grande précision en raison de la petite taille des pieds et des mains de nos chères têtes blondes ! Dans tous les cas, terminez votre manipulation par les zones réflexes du plexus solaire pour favoriser la relaxation.

COLIQUE

Zones à traiter : côlon, rectum.

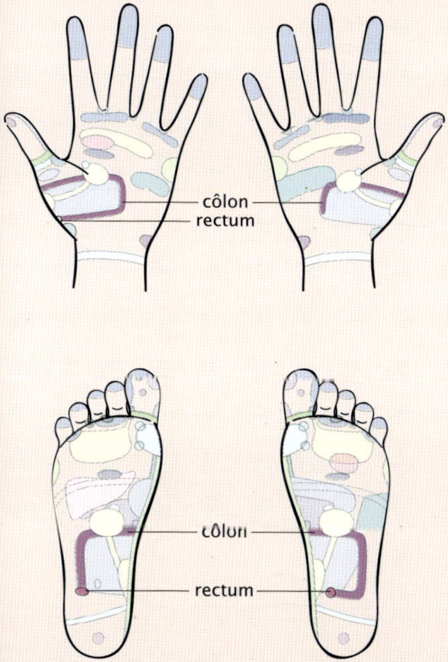

DENTS (DOULEURS)

Zone à traiter : dents.

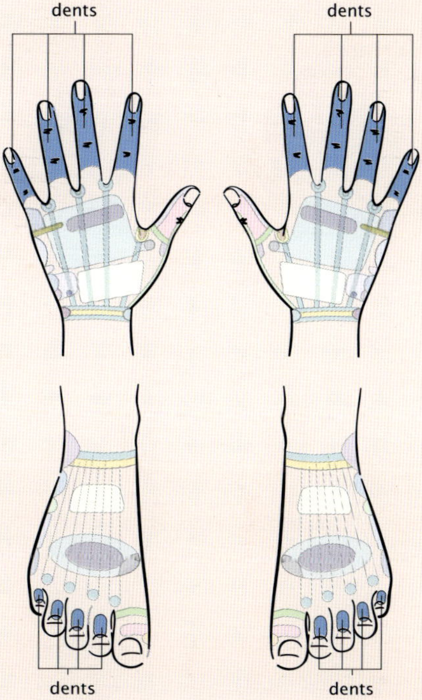

HYPERACTIVITÉ

Zones à traiter : tête, cou, plexus solaire (éventuellement glandes surrénales, thyroïde).

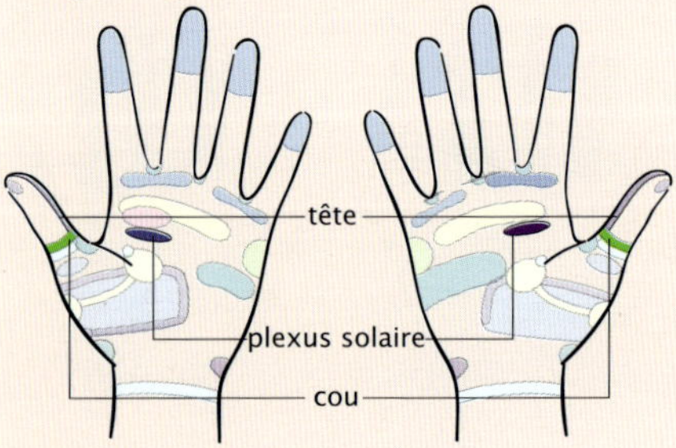

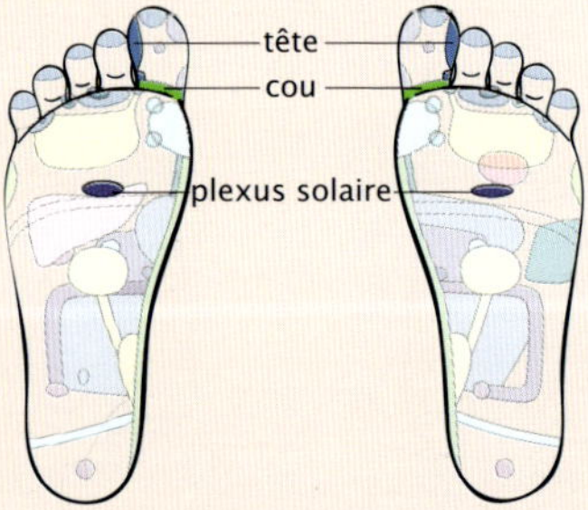

MAL DES TRANSPORTS

Zone à traiter : oreilles.

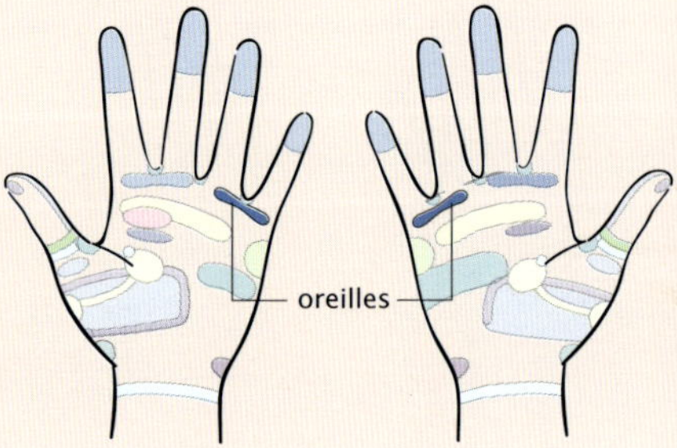

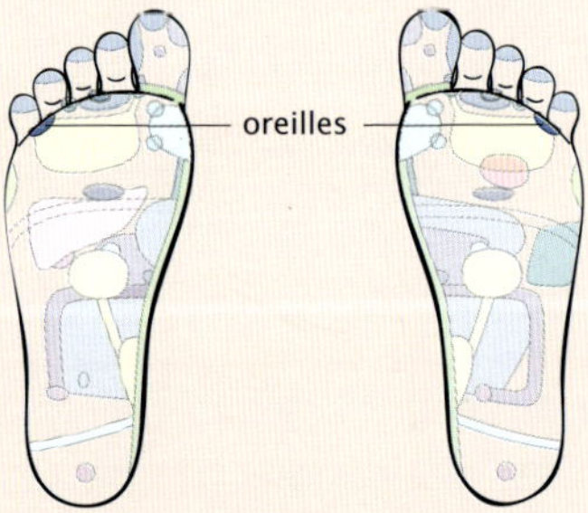

PIPI AU LIT

Zones à traiter : reins, vessie, plexus solaire, pelvis.

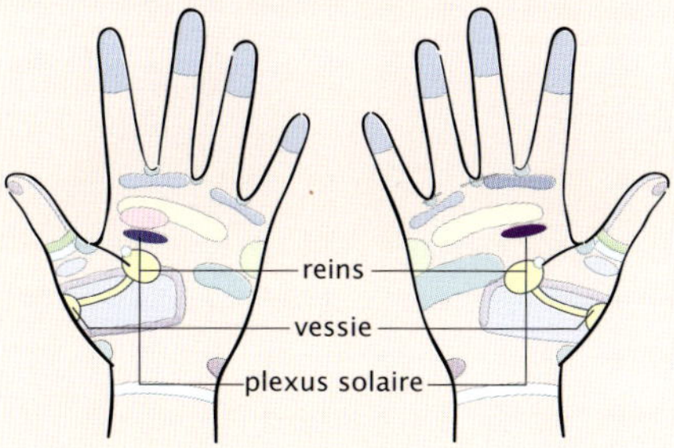

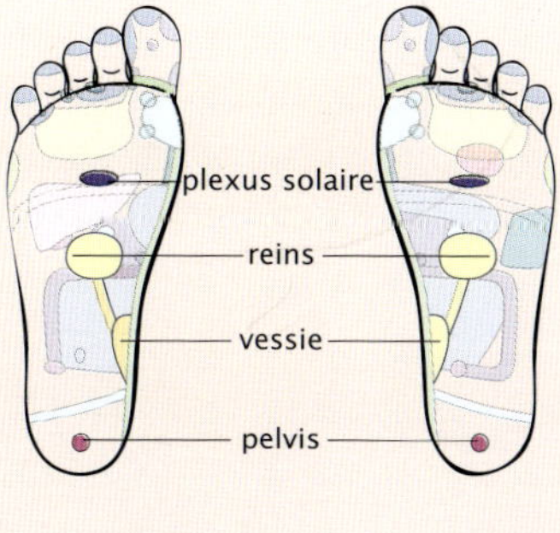

STRESS, ANXIÉTÉ

Zones à traiter : plexus solaire, et hypophyse chez les adolescents.

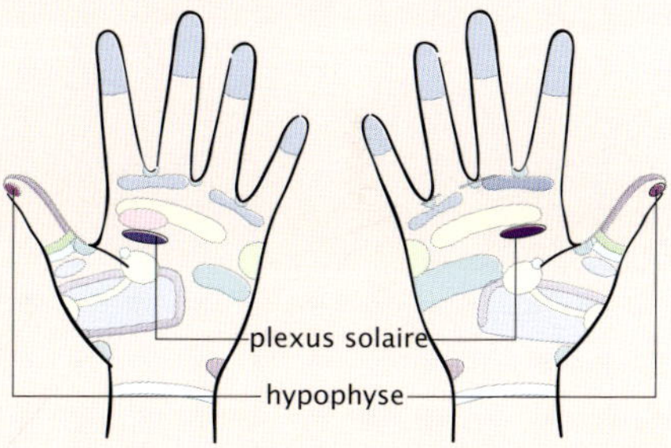

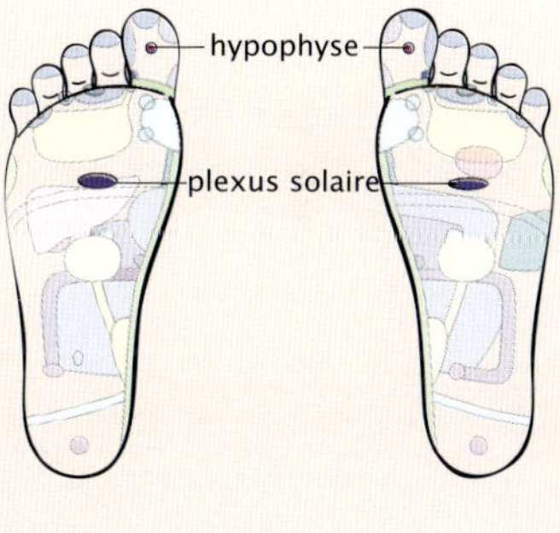

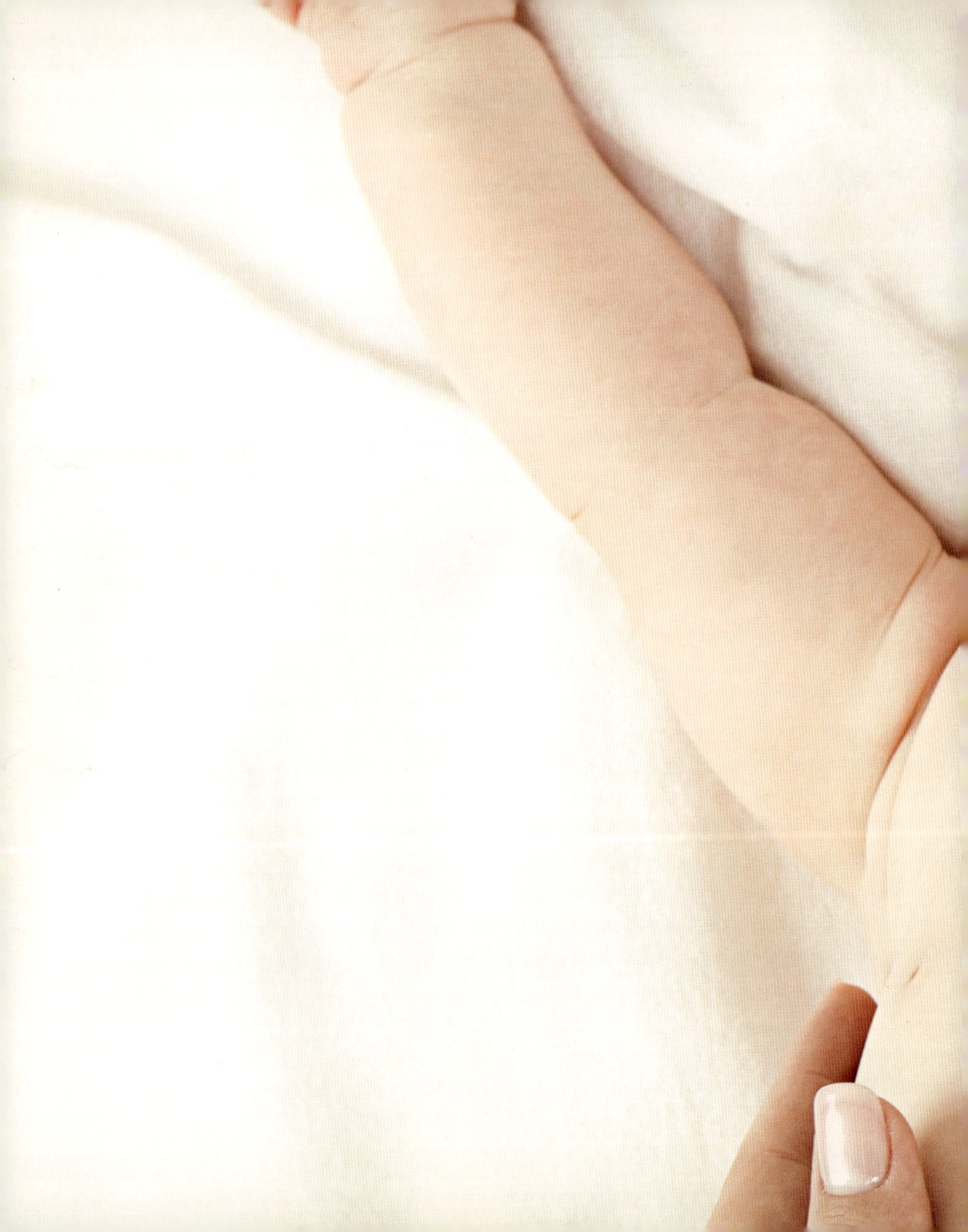

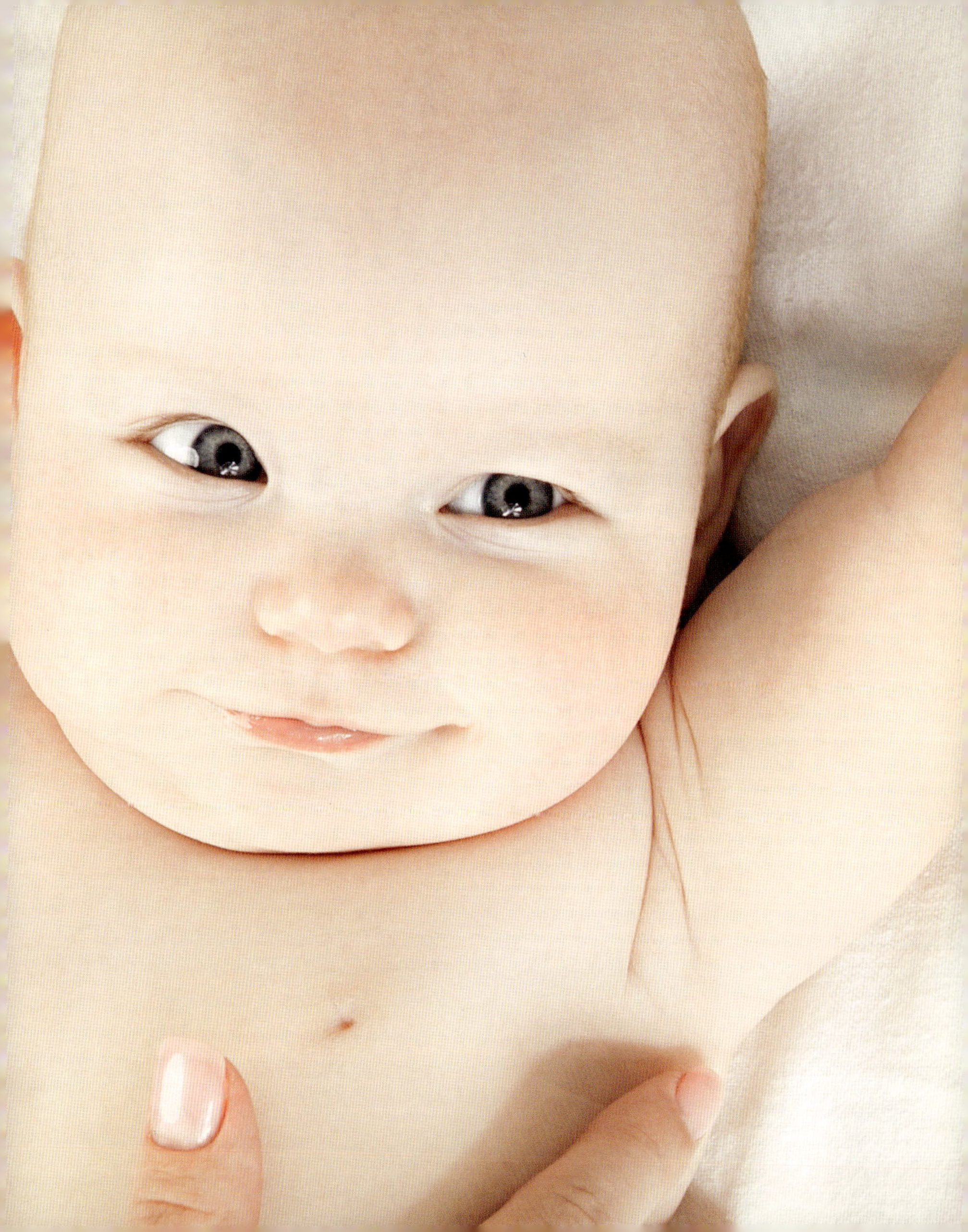

IMMUNITÉ (RENFORCER)

En deux mots

Une bonne immunité met à l'abri de la plupart des maux. Le système immunitaire intercepte les virus, les bactéries, les toxiques divers et variés afin de les expulser. Il nous protège aussi de maladies plus graves. Il est normalement très efficace mais le stress, la fatigue et une mauvaise hygiène de vie peuvent l'affaiblir. Cette baisse immunitaire peut se traduire de multiples façons : aphte, mycose, poussée d'herpès, problème inflammatoire, colite, rhumatisme, allergie, eczéma, etc. Il est essentiel de l'aider à accomplir sa tâche, notamment en hiver et en périodes de stress intense ou d'épidémie.

ATTENTION !
Les mauvaises graisses entravent l'efficacité de la réflexologie. Évitez l'excès de viande grasse, de produits laitiers gras, de plats industriels tout préparés, de viennoiseries.

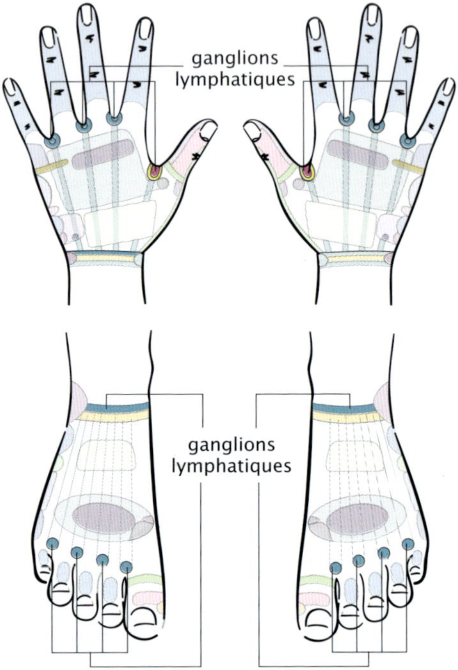

Vos points de réflexologie

- Zone à traiter en priorité : ganglions lymphatiques.
- Zone à traiter en complément : rate.

Vos aliments « amis »

- Pas de bonne immunité sans une flore intestinale équilibrée. Les bactéries amies, présentes dans le lait fermenté (surtout à l'acidophilus), peuvent contribuer à retrouver cet équilibre. Un apport de deux pots par jour en période « difficile » constitue un bon coup de pouce.

• Les oméga 3 (poissons gras, huile de colza...) participent au renfort de l'immunité. Deux plats de poisson gras par semaine, c'est le minimum !

• Vive la vitamine C ! Abusez des agrumes : ils aident à maintenir un équilibre interne défavorable aux infections.

• L'ail et l'oignon sont de remarquables alliés du système immunitaire.

• En hiver, mangez chaud, c'est très important. Par ici, la bonne soupe !

Le conseil en plus

• Ne fumez pas. Buvez peu ou pas d'alcool (maximum 1 verre de vin rouge par jour).

• Une activité physique régulière douce augmente les défenses immunitaires.

• Ne mangez pas de sucreries le soir, sauf un petit carré de chocolat noir si vous en avez envie.

• Reportez-vous aux conseils donnés pour la fatigue (voir p. 61).

INSOMNIE

En deux mots

Mal dormir, c'est l'assurance d'une baisse immunitaire, d'une grosse fatigue ainsi que de tout un tas de dysfonctionnements dans le corps. Par exemple, quand on dort insuffisamment, on mange plus et moins équilibré. Bonjour les kilos ! Dans l'immense majorité des cas, on peut retrouver le sommeil sans recourir aux médicaments. Dormir est une fonction naturelle et faire appel aux somnifères n'est pas sans conséquences. En plus, le sommeil « sous médicament » est de moins bonne qualité.

Vos points de réflexologie

• Zones à traiter en priorité : tête, cerveau, glandes surrénales.

• Zones à traiter en complément : hypophyse, plexus solaire (si stress).

Vos aliments « amis »

• Mangez léger, surtout le soir. Mais suffisamment pour ne pas être réveillé par la faim !

• Évitez la viande au dîner. Préférez le poisson ou les protéines végétales (tofu, qui-

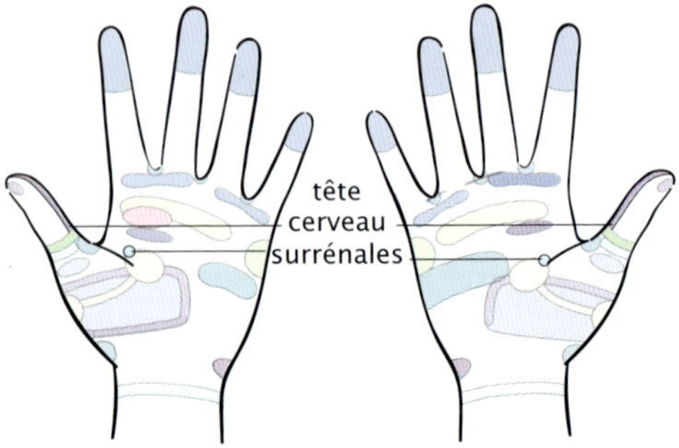

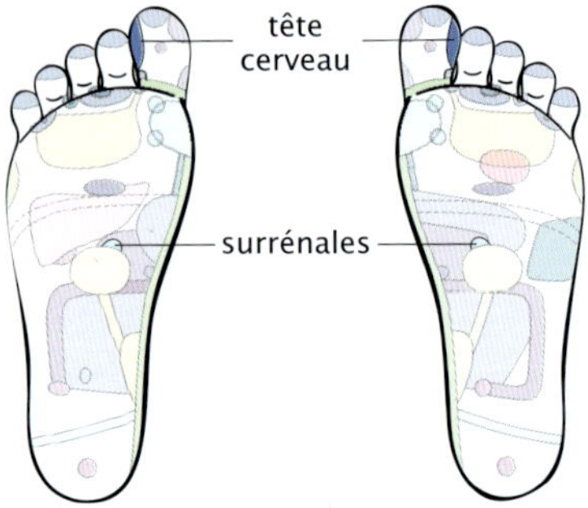

noa…) que vous accompagnerez idéalement de pâtes, de légumes secs, de pommes de terre ou de riz.

Le conseil en plus

- Ne fumez pas, surtout le soir.
- Le stress empêche de dormir. Laissez vos soucis derrière la porte de la chambre. Lisez tranquillement, instaurez un « sas » de décompression rituel pour vous préparer à la nuit.
- La chambre doit être fraîche (18 °C), aérée, calme, propre. Le lit doit être agréable avec un matelas ni trop dur ni trop mou.
- Le sport est indispensable… dans la journée. Le soir, il réveille et énerve !

ATTENTION !

- Fuyez tout alcool le soir.
- Évitez les aliments excitants : café (et produits dérivés), cola, même thé, notamment après 15 heures.

INTESTIN IRRITABLE

En deux mots

Les victimes d'intestin irritable ont mal au ventre, à gauche, à droite, parfois partout. Ils souffrent de ballonnements, nausées, régurgitations, lenteur digestive, bref, ils n'entretiennent pas de relations harmonieuses avec leur système digestif. Il n'y a pas d'inflammation ni de lésion au côlon. Simplement, celui-ci, hypersensible, empoisonne la vie de son propriétaire, généralement par phases de « crises » entrecoupées de moments « calmes ».

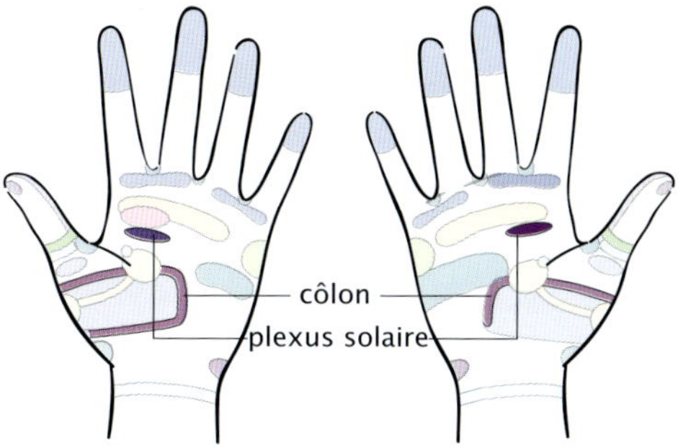

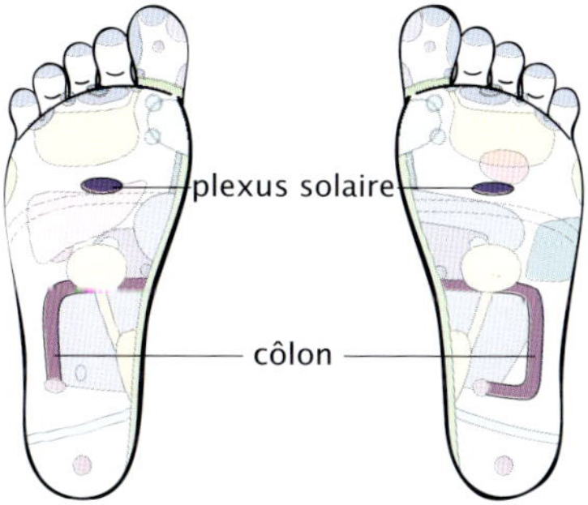

Vos points de réflexologie

- Zones à traiter en priorité : côlon, plexus solaire.
- Zones à traiter en complément : foie, glandes surrénales.

Vos aliments « amis »

- C'est le gros problème. De nombreux aliments « passent mal » et on en vient à manger peu et peu diversifié. Il faut lutter contre cet appauvrissement nutritionnel.
- Consommez du lait fermenté. Les probiotiques sont indispensables : 100 % des intestins irritables hébergent une flore intestinale déséquilibrée.
- Fuyez les plats trop riches.
- Méfiez-vous des aliments suivants : végétaux riches en soufre (choux, salsifis, concombre, radis, oseille), graisses, viandes grasses, poissons gras, artichauts, féculents (lentilles, haricots secs), vin blanc. Mais les réactions dépendent de chacun.
- Évitez les fritures au profit de la cuisson vapeur.
- Ne buvez pas trop d'eau, surtout pendant les repas.
- Mâchez bien.

Le conseil en plus

• Repas calmes à heures régulières obligatoires.

• Le tabac irrite la sphère digestive et empêche certaines enzymes de faire leur travail : ne fumez pas, particulièrement à table.

• Évitez à tout prix la constipation.

• Les porteurs d'intestins hypersensibles sont généralement anxieux, voire déprimés. Il faut absolument apprendre à gérer son stress, grand pourvoyeur de « crises ».

ÇA MARCHE !
Les gélules d'argile apaisent les douleurs. Les comprimés d'enzymes digestives aident à digérer.

LIBIDO FAIBLE

En deux mots

Les hommes comme les femmes peuvent connaître des baisses de vitalité sexuelle. En général, cela n'a rien à voir avec un problème local mais plutôt une fatigue généralisée. En effet, la libido est la première à pâtir d'une mauvaise santé ou d'un déséquilibre de l'hygiène de vie. Très souvent, le stress est en cause, mais certains déficits en vitamines et minéraux peuvent aussi jouer un rôle. Pourquoi ne pas prétexter une petite séance de réflexologie avec votre partenaire pour retrouver une certaine intimité qui pourrait déboucher au moins sur un massage ? C'est un moyen de renouer le contact...

Vos points de réflexologie

• Zones à traiter en priorité : côlon, plexus solaire.

• Zones à traiter en complément : foie, glandes surrénales, points réflexes des organes génitaux (si impuissance), associés à ceux du vagin, de l'utérus et des ovaires (si frigidité), colonne vertébrale.

Vos aliments « amis »

• Pensez aux épices, enivrantes et chargées de micro-éléments utiles à la libido.

• Les fruits de mer, riches en zinc, sont de précieux alliés.

• Les mauvaises graisses finissent par

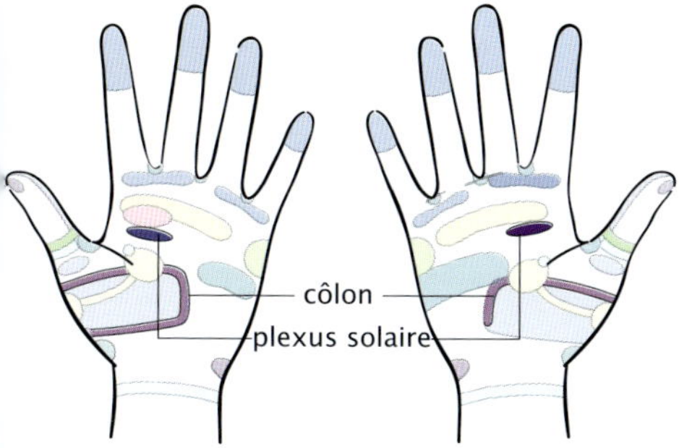

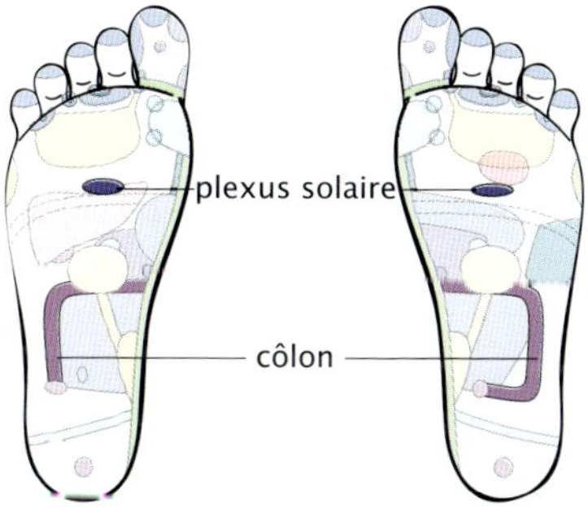

boucher les artères, y compris celles qui alimentent les organes intimes. Préférez l'huile d'olive, le poisson, les noix.

• Évitez les repas lourds qui « plombent », ainsi que l'excès d'alcool (un petit verre désinhibe, un deuxième endort !).

Le conseil en plus

• Personne ne vous demande d'être performant à 100 %, vous avez le droit d'être fatigué. Ne culpabilisez pas, cela ne ferait qu'empirer les choses !

• Si vous avez des problèmes de couple, il faut y faire face et les régler.

• Certaines maladies (diabète, problème cardiaque) peuvent prédisposer à une baisse de libido. Demandez conseil à votre médecin.

MAUVAISE CIRCULATION

En deux mots

Le système sanguin est vital : il alimente chaque cellule, chaque organe de notre corps. Bien qu'il s'apparente à un système de « tuyauterie » hyper performant, il a parfois besoin d'un peu d'aide, notamment la circulation dite « de retour », car les veines, qui n'ont aucun muscle, doivent pourtant remonter le sang depuis le bas du corps. Un exploit permanent ! Sans un minimum d'efforts de notre part, la circulation « patine » : jambes lourdes, hémorroïdes, artérite, frilosité (pieds et mains froids), insuffisance veineuse...

Vos points de réflexologie

• Zones à traiter en priorité : cœur, circulation sanguine, système lymphatique, drainage lymphatique.

• Zones à traiter en complément : côlon, intestin grêle, colonne vertébrale (un massage de l'extrémité des doigts et des orteils complète efficacement la réflexologie).

Vos aliments « amis »

• Tout ce qui aide à fluidifier le sang : l'ail, l'oignon, les fruits et légumes, les oméga 3 (poissons gras, huile de colza). Mention spéciale pour les agrumes, riches en vitamine C et flavonoïdes, essentiels pour des veines et des artères en pleine forme.

• Attention aux mauvaises graisses, fortement impliquées dans les troubles circulatoires. Évitez les plats tout prêts. Mangez le plus naturel et le plus sain possible.

• La lécithine de soja améliore la circulation. On la trouve au rayon diététique de n'importe quel supermarché.

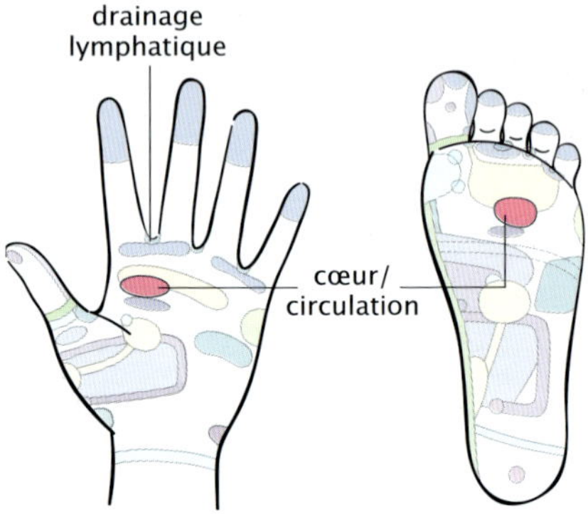

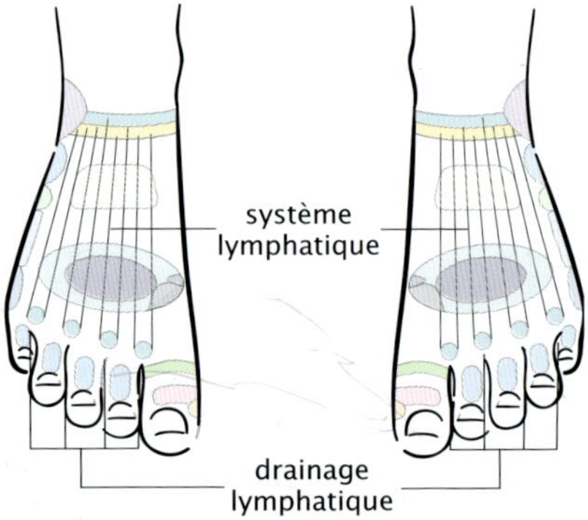

Le conseil en plus

• Il est illusoire d'espérer une bonne circulation sans un minimum d'activité physique. Marcher 1 heure par jour, monter et descendre les escaliers, bouger est essentiel.

Une séance par semaine de « vrai sport » est indispensable. La natation est chaudement recommandée.

• Le tabac est le pire ennemi des vaisseaux sanguins. Ne fumez pas !

• Perdez du poids si nécessaire.

• En position allongée, surélevez vos pieds.

• Certaines plantes font des merveilles pour « booster » la circulation : vigne rouge, ginkgo, hamamélis. Ne vous en privez pas.

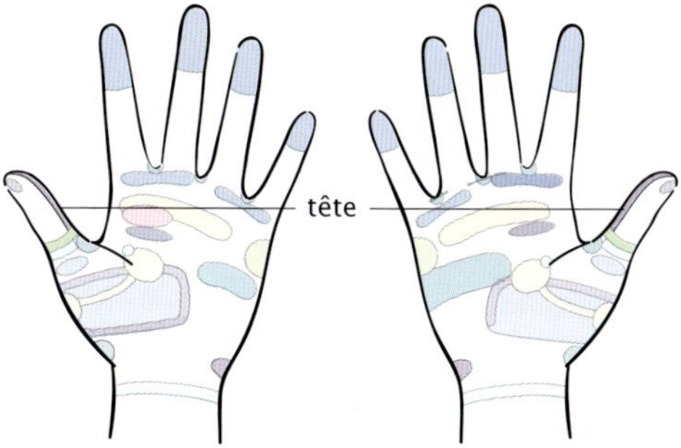

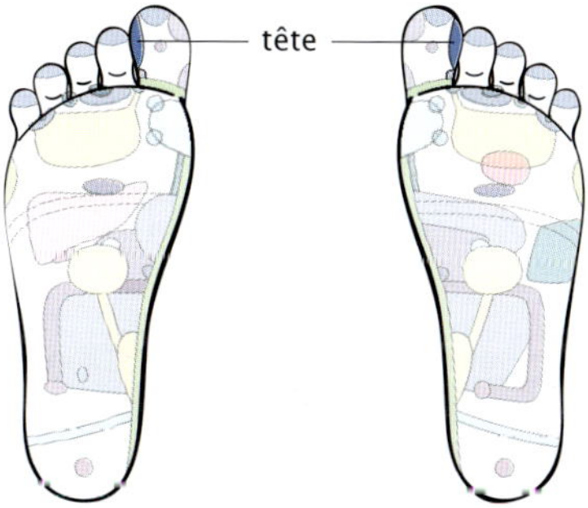

MAUX DE TÊTE - MIGRAINE

En deux mots

Un mal de tête passager et ponctuel est banal. Des maux de tête répétés sont une toute autre affaire. Dans près de 80 % des cas, l'amélioration de l'hygiène de vie peut venir à bout ou, en tout cas, espacer très fortement les crises et leur intensité. Quant à la réflexologie, elle aide à apaiser les douleurs et évite qu'un mal de tête devienne insupportable.

Vos points de réflexologie

• Zone à traiter en priorité : tête.

• Zones à traiter en complément : foie, estomac et intestin grêle (si troubles digestifs), sinus (si sinusite), yeux (si troubles visuels associés aux migraines), cou, épaules, colonne vertébrale (si tensions musculaires), plexus solaire (si stress), ovaires, utérus, hypophyse (si syndrome prémenstruel).

ATTENTION !
Les mauvaises graisses induisent la sécrétion d'une hormone susceptible de provoquer la migraine. Méfiez-vous des viandes grasses, des produits laitiers entiers, des plats tout préparés, des quiches et autres sauces grasses. Le chocolat, l'alcool (surtout le vin blanc), les noix, la levure (pain, brioche, pâtisserie), certains édulcorants (aspartame), les glaces peuvent déclencher des migraines.

Vos aliments « amis »

• Consommé régulièrement, le poisson gras réduit de moitié la fréquence des maux de tête répétés. C'est énorme !
• Le gingembre prévient les maux de tête.
• Les crustacés et les fruits de mer sont riches en cuivre, un minéral antidouleur.

Le conseil en plus

• On identifie assez facilement l'origine d'un mal de tête : manque d'air, stress, tabac, odeur toxique (peinture...), coup de froid, foie fatigué, digestion lente, bruit, lumière éblouissante... Sachez repérer votre « bête noire » afin de l'éviter au maximum.
• Appliquez du froid sur vos tempes (glaçons entourés d'un tissu par exemple). Surtout pas de chaud !

MÉNOPAUSE

En deux mots

Toutes les femmes la traversent un jour ou l'autre, mais certaines la vivent mieux que d'autres. La ménopause, c'est l'arrêt des règles, ce n'est pas une maladie ! Cependant, le déséquilibre hormonal qu'elle implique touche l'ensemble du corps avec un cortège de symptômes plus ou moins gênants.
Les célèbres bouffées de chaleur, une fatigue parfois tenace, une tendance à prendre du poids au niveau du ventre, une baisse de la libido, un cœur un peu plus fragile... tous ces signes peuvent être plus ou moins prononcés.

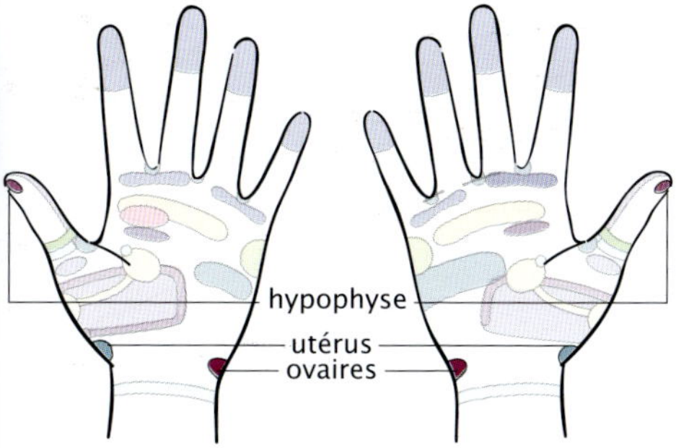

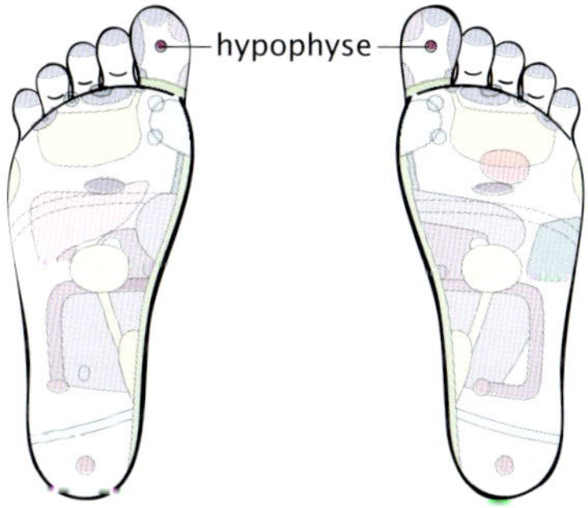

Vos aliments « amis »

• Plus que jamais, il faut surveiller votre assiette. Méfiez-vous tout particulièrement du sucre (et de tous les aliments sucrés tels que les sucreries, les jus de fruits, les pâtisseries), qu'il faut apprendre à consommer avec une grande parcimonie. Il se transforme facilement en graisse de stockage, aggrave les bouffées de chaleur, n'est bon ni pour les os, ni pour le cœur, etc.

• Privilégiez les bonnes graisses, faites la chasse aux autres. Vous connaissez désormais la chanson, nous en parlons souvent dans ce livre !

• La consommation de soja (graines, tofu, yaourt au soja) peut aider à apaiser les bouffées de chaleur.

• Consommez régulièrement des céréales complètes et des légumineuses (lentilles, haricots secs...).

Vos points de réflexologie

• Zones à traiter en priorité : ovaires, utérus, hypophyse.

• Zones à traiter en complément : glandes surrénales, thyroïde, système lymphatique, reins.

Le conseil en plus

C'est le moment ou jamais d'arrêter de fumer. Le tabac est extraordinairement nocif après la ménopause : il déminéralise, fragilise les os, vieillit la peau, agresse le cœur...

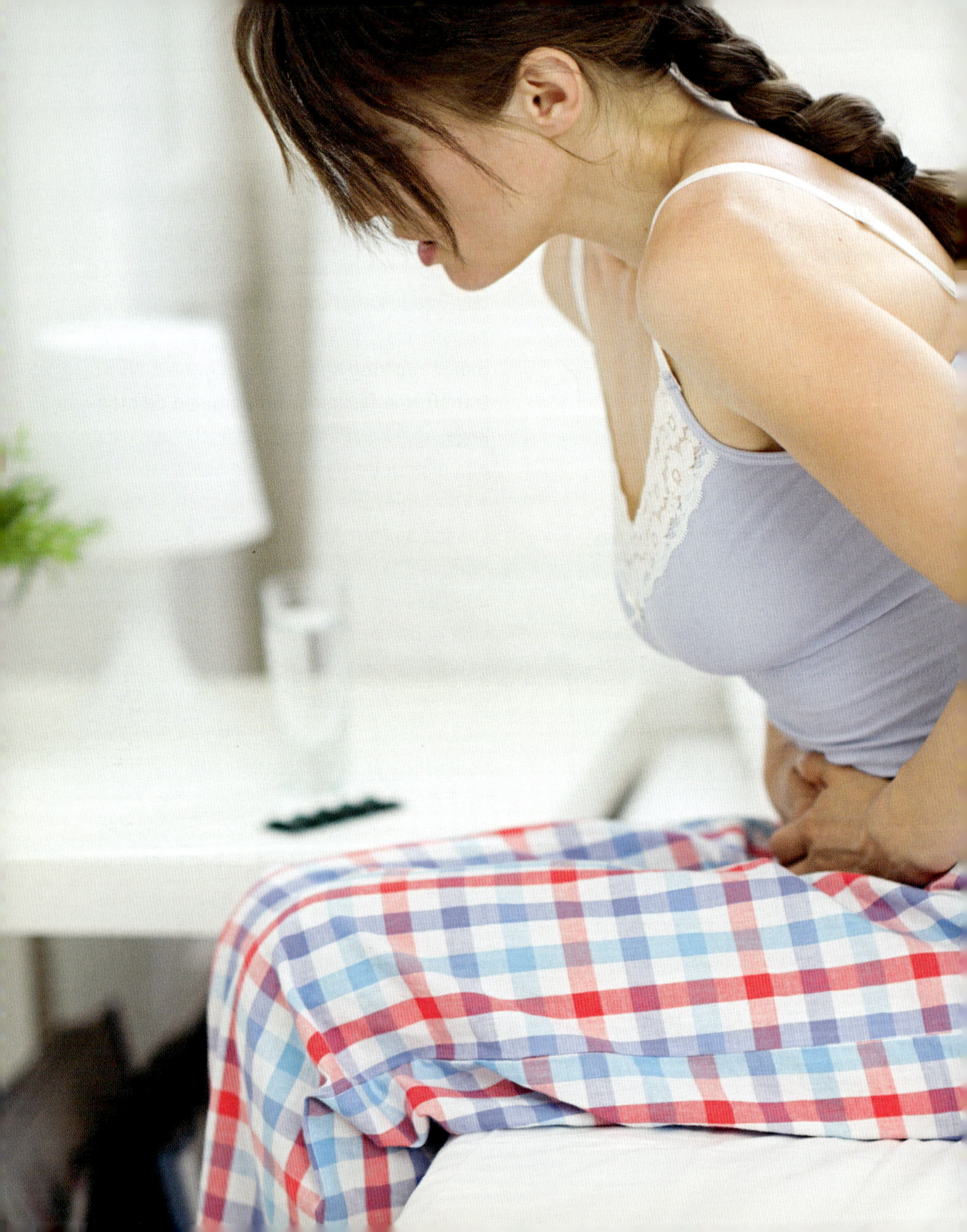

RÈGLES (TROUBLES DES)

En deux mots

Mal au ventre, à la tête, rétention d'eau, humeur changeante, déprime, tension dans les seins... Qu'il s'agisse du syndrome prémenstruel (avant les règles) ou des douleurs liées à ces dernières, les menstruations sont plus ou moins bien vécues par les femmes. Inutile de subir ces désagréments en se roulant en boule au fond de son lit 5 jours par mois avec une bouillotte : rééquilibrez vos hormones en douceur !

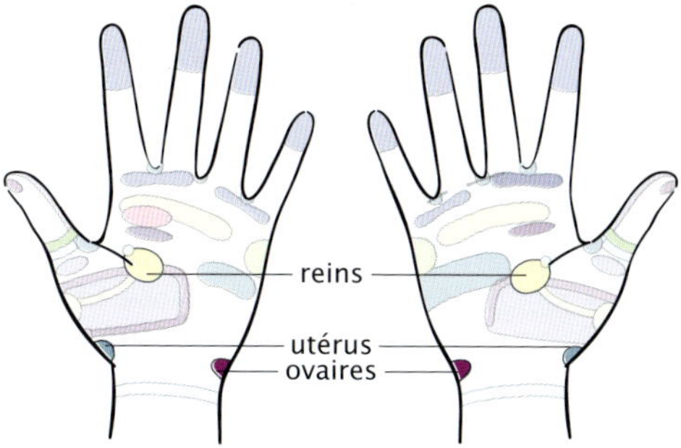

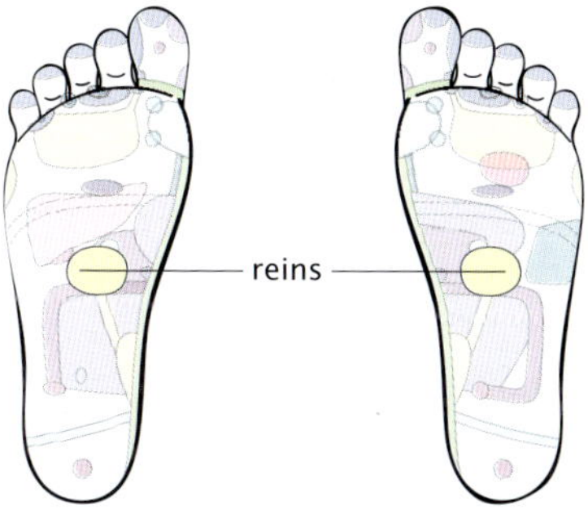

Vos points de réflexologie

- Zones à traiter en priorité : utérus, ovaires, reins (si gonflements).
- Consultez aussi le paragraphe consacré aux maux de tête (voir p. 79).

Vos aliments « amis »

- Envie de sucre ? Attention aux kilos et aux fringales ! Pensez à manger des sucres lents à chaque repas : pâtes, pain complet, pommes de terre... Cela évitera le pire entre les repas.
- Les envies de gras ne sont pas rares non plus. Par pitié, ne cédez pas. Remplacez les aliments « dangereux » (barres chocolatées, chips, cacahuètes...) par des fruits frais ou secs.
- Limitez au maximum la consommation de sel et d'aliments très salés (fromage, charcuterie, surimi...) 15 jours avant les règles, surtout si vous êtes sujette à la rétention d'eau.

• Méfiez-vous de la caféine, qui peut aggraver tous vos symptômes.

Le conseil en plus

Les capsules d'huile d'onagre (en pharmacie) sont remarquablement efficaces. Chez certaines femmes, la composante « circulatoire » est essentielle : elles ont intérêt à prendre aussi des plantes à visée circulatoire. Amélioration garantie.

RÉTENTION D'EAU

En deux mots

La rétention d'eau est largement amorcée par le stress et la sédentarité. La mauvaise circulation transforme nos mers intérieures en étendues d'eau stagnante, les hormones s'en mêlent, l'alimentation rajoute son grain de sel et de sucre... et nous voilà gonflés parfois des pieds à la tête, plus souvent « en bas », les chevilles et les jambes « pleines d'eau ». Il faut relancer la machine et éliminer ce surplus hydrique qui n'a rien à faire là !

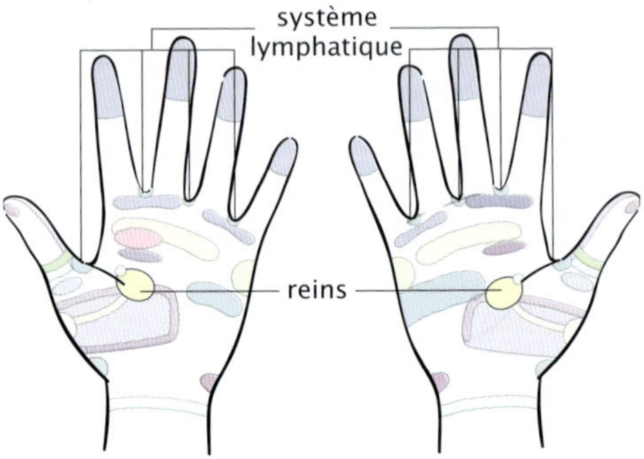

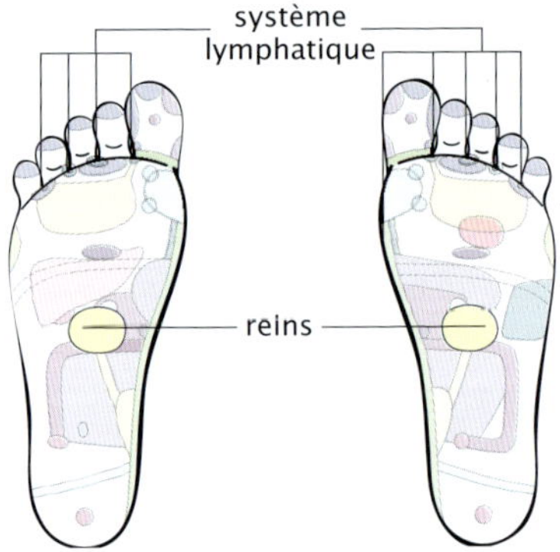

Vos points de réflexologie

• Zone à traiter en priorité : reins, système lymphatique.

• Zones à traiter en complément : foie, glandes lymphatiques, urètre, vessie, hypophyse, cœur.

Vos aliments « amis »

• Traquez sel et sucre : ils « retiennent » l'eau comme aucun autre aliment.

• Augmentez la consommation de fruits et de légumes qui, eux, renferment du potassium : exactement « l'inverse » du sodium ! Ils contiennent aussi d'autres substances naturellement diurétiques. Les meilleurs plans : abricot sec, banane, persil, épinards, noix, avocat, fenouil, champignon, oseille, artichaut, poireau, asperge.

Le conseil en plus

L'activité physique au quotidien est in-dis-pen-sable. La natation ou au moins la marche prolongée sont o-bli-ga-toires !

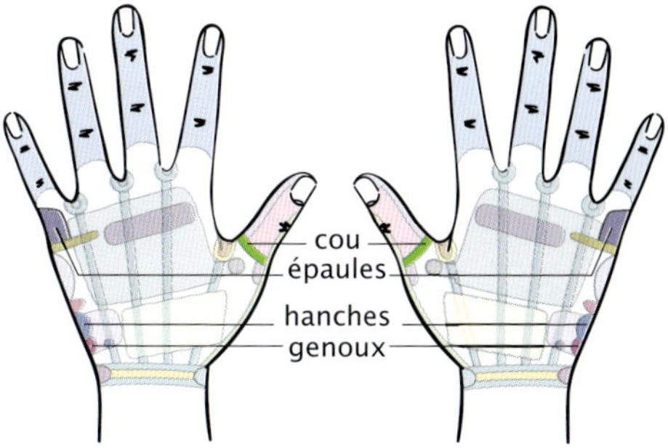

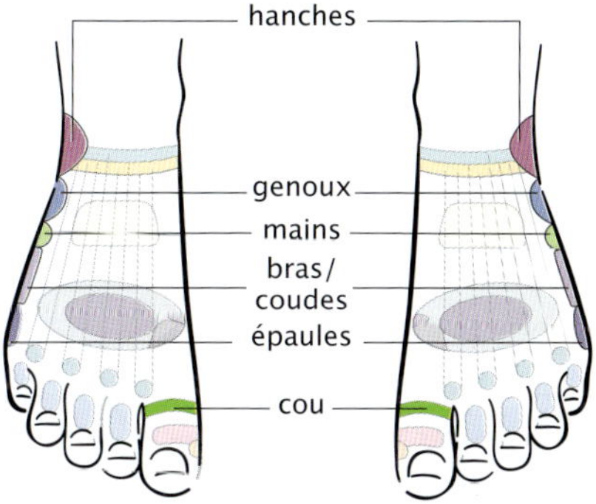

RHUMATISMES

En deux mots

Sous ce terme sont regroupées toutes les affections douloureuses, aiguës ou chroniques, qui gênent le bon fonctionnement de l'appareil locomoteur. La majorité de ces affections est imputable à une inflammation (polyarthrite rhumatoïde), à des cristaux (goutte), à l'usure (arthrose) ou à une atteinte périarticulaire (tendinite, bursite).

Vos points de réflexologie

• Zones à traiter en priorité : zones réflexes concernées (hanche, genou, bras, cou…).

• Zone à traiter en complément : glandes surrénales (surtout si inflammation, type arthrite).

Vos aliments « amis »

• Si vous avez des kilos en trop, mettez tout en œuvre pour les perdre.

• Les oméga 3 (présents principalement dans les poissons gras : maquereau, anguille, sardine, saumon...) préviennent la destruction articulaire. Attention : il faut en consommer au moins 3 fois par semaine !

• Préférez les huiles de colza et d'olive à toute autre huile végétale.

• Mangez peu de viande et beaucoup de légumes et de céréales complètes. Trop de protéines, surtout animales, peut générer des substances acidifiantes, responsables de douleurs articulaires.

• Limitez les aliments riches en graisses saturées (viandes, lait, fromage) responsables de la production de substances inflammatoires. Choisissez en tout cas systématiquement la version allégée ou maigre.

> **AH BON ?**
> En raison de sa composante immunitaire, c'est la polyarthrite rhumatoïde qui réagit le mieux à une alimentation adaptée.

Le conseil en plus

• Le sport doux protège les articulations. En dehors des crises douloureuses qui peuvent interdire tout mouvement, il est extrêmement important de conserver une activité sportive, l'idéal étant la natation ou le vélo.

• Les cures thermales sont très efficaces.

• Attention aux médicaments habituels (corticoïdes, anti-inflammatoires, aspirine) qui agressent les articulations et peuvent se révéler dangereux à long terme.

RHUME - SINUSITE

En deux mots

Il existe pas moins de 200 virus responsables du rhume ! Tous parviennent à faire couler notre nez (tout en le bouchant), nous fatiguer, irriter notre gorge, nous donner de la fièvre et un bon mal de tête. Pire : mal soigné, le rhume dégénère souvent en infec-

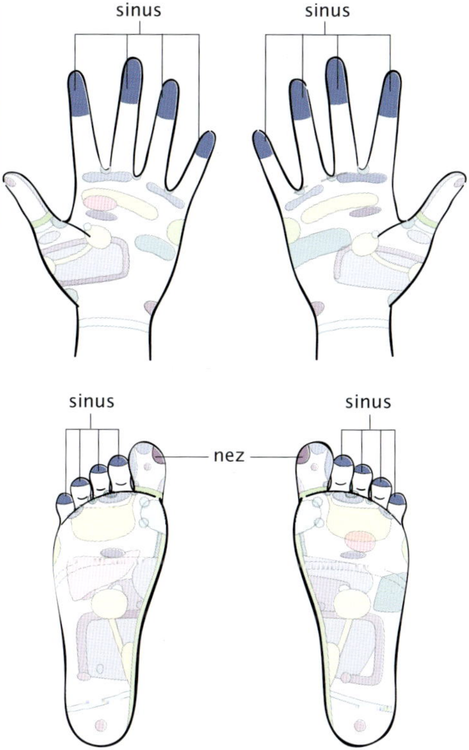

tion bactérienne, comme la sinusite pour citer la plus fréquente. Non merci !

Vos points de réflexologie

- Zones à traiter en priorité : nez, sinus.
- Zones à traiter en complément : système lymphatique, tête, visage, yeux, cou. Si sinusite : glandes surrénales, ganglions lymphatiques supérieurs.

Vos aliments « amis »

- Fruits et légumes frais à chaque repas de rigueur.
- 1 ou 2 yaourts à l'acidophilus chaque jour, c'est bien !
- Doucement sur les œufs, les féculents et le sucre pendant quelques jours.
- Dans le même temps, préférez les aliments chauds et liquides. La soupe maison, c'est parfait. Pas de produits déshydratés si possible !

Le conseil en plus

- Les virus se propagent par l'air. Protégez vos muqueuses (cache-nez) et lavez vos mains régulièrement.
- Nettoyez très souvent vos fosses nasales avec des pulvérisations d'eau de mer (vendue en pharmacie). C'est très efficace pour éliminer les microbes.
- Évitez les atmosphères trop froides, trop chaudes, trop sèches.
- Le rhume permanent peut trahir une allergie. Menez l'enquête.

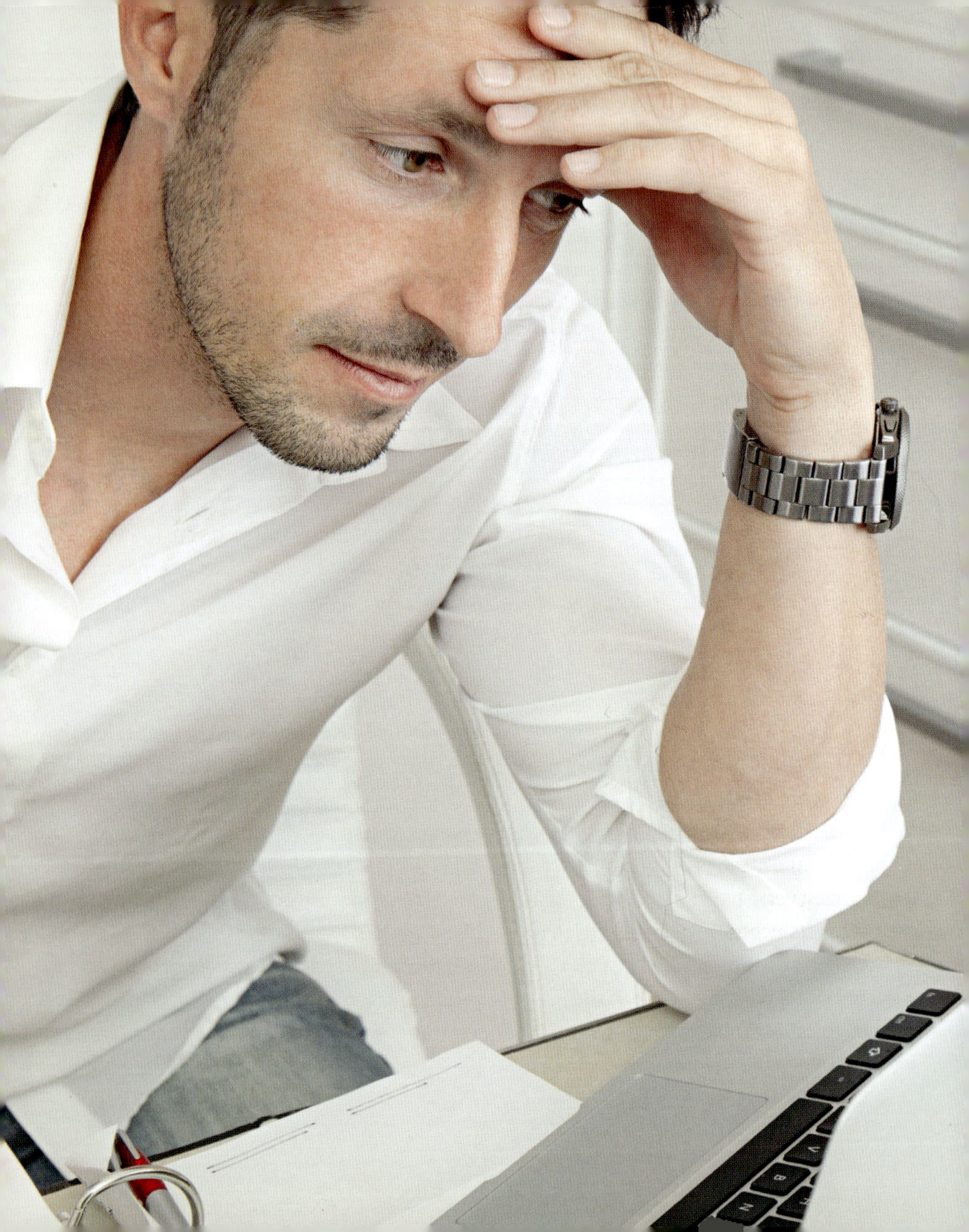

STRESS

En deux mots

Le décrire est inutile : tout le monde connaît ce dévoreur de temps, d'énergie, de sommeil, de joie de vivre. Soyons plus fort que lui, ne le laissons pas prendre les rênes sinon il prend un malin plaisir à nous faire souffrir : maux de ventre, de tête, crises d'eczéma, de tétanie, voire dépression, douleurs diffuses… Tout cela, c'est son œuvre !

Vos points de réflexologie

- Zone à traiter en priorité : plexus solaire.
- Zones à traiter en complément : cœur, poumons, glandes surrénales.

Vos aliments « amis »

- N'en rajoutez pas avec la caféine, elle-même « stressante » pour les neurones.
- Un petit peu d'alcool, pourquoi pas. Mais pas plus d'un verre par jour !
- Les aliments riches en sucres lents ou en bonnes graisses (oméga 3), ainsi que l'oignon, doivent devenir des réflexes. Ils renferment des substances apaisantes.

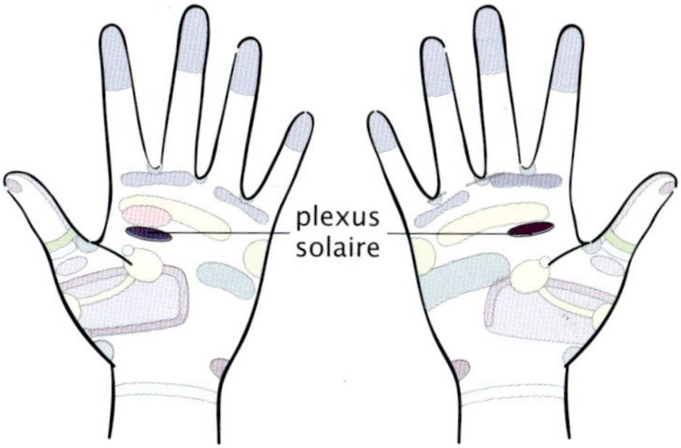

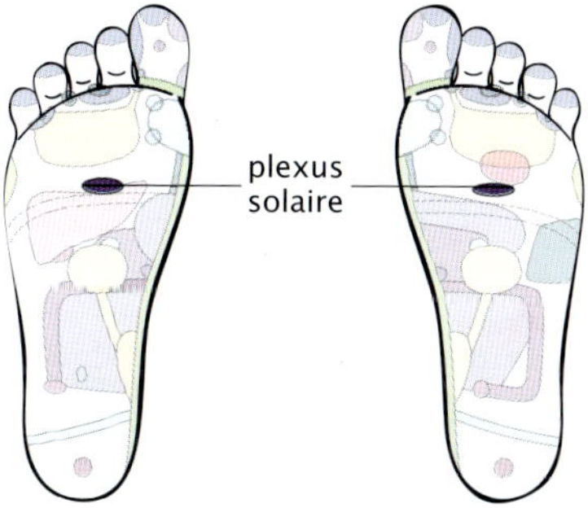

Le conseil en plus

- Attention au tabac, capable de provoquer de vraies crises d'angoisse. Même une seule cigarette !

• On ne se débarrasse pas de son stress par magie. Une réforme de son emploi du temps est bien souvent nécessaire. Courage, il faut mettre les choses à plat et trancher dans le vif.

• Ménagez-vous des sas pour penser à autre chose : art, loisirs, cinéma, sport, relaxation, sophrologie, vacances... Sortez la tête hors de l'eau !

• Fixez-vous des buts. Il n'y a rien de pire que de naviguer à vue.

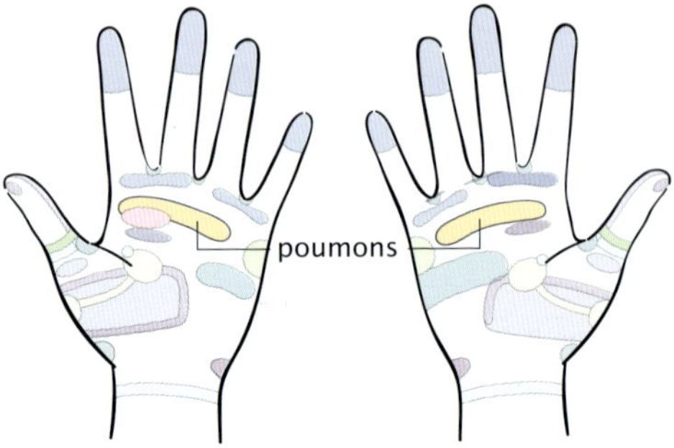

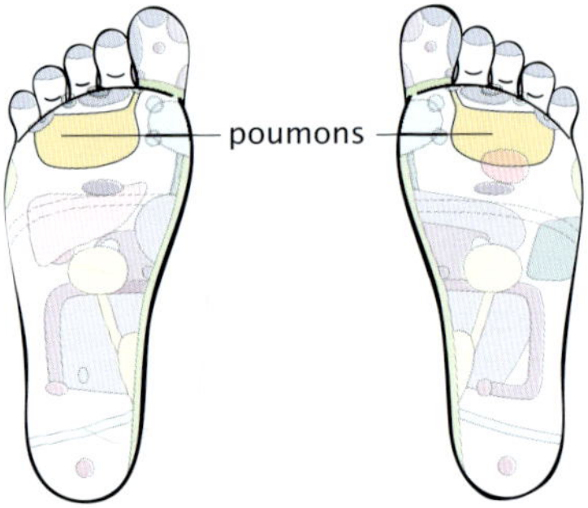

TOUX

En deux mots

Il y a la toux grasse, très utile pour éliminer les microbes, et la toux sèche, parfaitement inutile et énervante. Il ne faut pas calmer ou étouffer la première, mais plutôt l'aider à accomplir sa tâche.

Quant à la seconde, elle est souvent liée à la consommation de tabac ou à une allergie : il faut trouver la cause et la traiter.

Vos points de réflexologie

• Zone à traiter en priorité : poumons.

• Zone à traiter en complément : ganglions lymphatiques supérieurs.

Vos aliments « amis »

• Limitez les produits laitiers qui peuvent accentuer les sécrétions (surtout chez les enfants).

• Objectif « zéro sucrerie » jusqu'à la fin de la toux.

• Facilitez le travail immunitaire en vous reportant au paragraphe sur l'immunité (voir p. 72).

Le conseil en plus

• Surtout en cas de toux sèche, évitez les atmosphères... sèches. Éventuellement, achetez un humidificateur.

• Ne fumez pas, cela va sans dire... Le tabac irrite les voies respiratoires, qui ont déjà fort à faire.

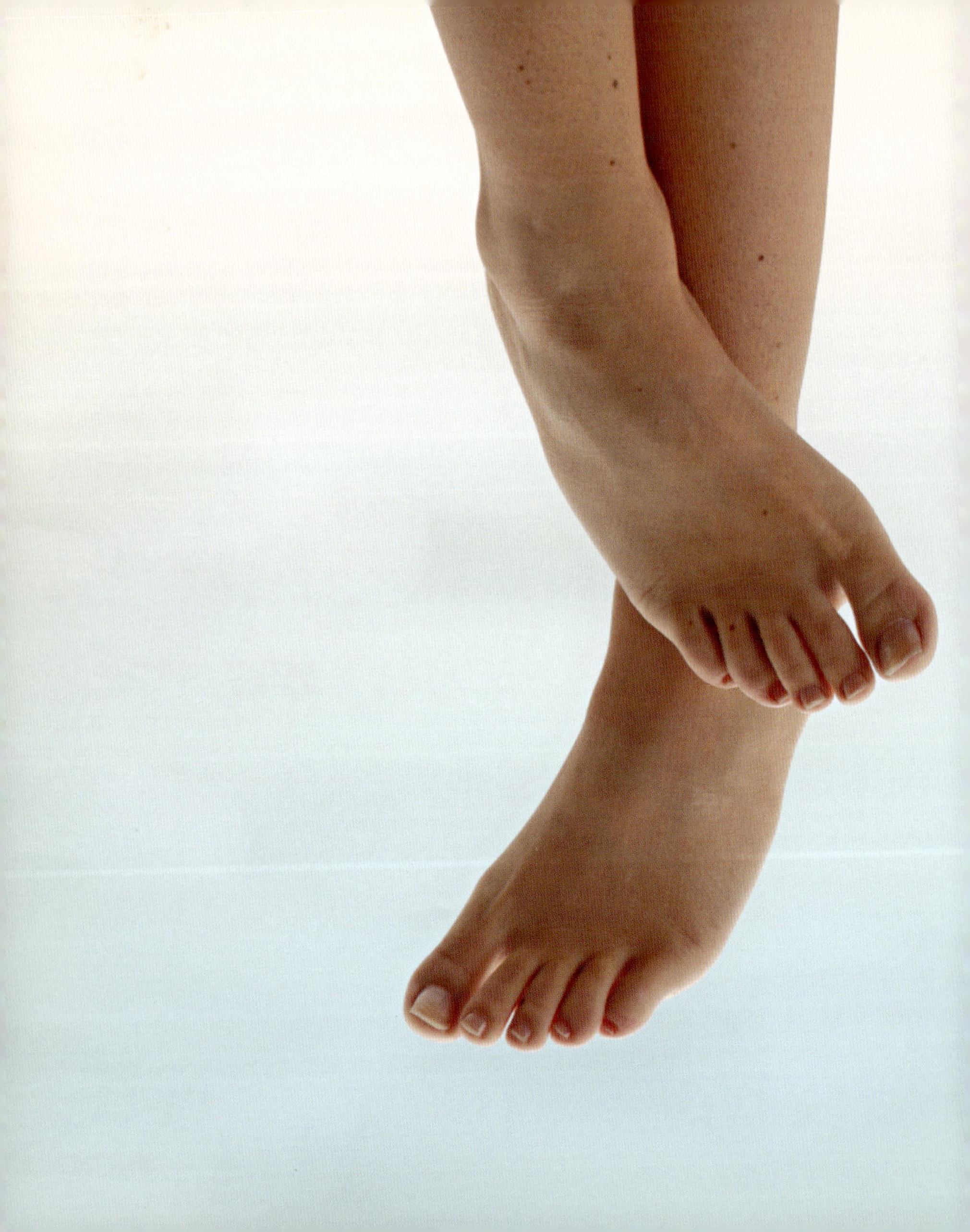

CONTACT
Fédération française des réflexologues
75, rue de Lourmel, 75015 Paris
Tél. 01 64 24 48 16

Direction : Catherine Saunier-Talec

Responsable éditoriale : Tatiana Delesalle-Féat

Édition : Marion Turminel

Lecture-correction : Paula Lemaire

Responsable artistique : Antoine Béon

Couverture et conception : Le Bureau des Affaires Graphiques

Adaptation et réalisation : Catherine Le Troquier

Fabrication : Amélie Latsch

Crédits photographiques

Agence Fotolia : p. 4, Mee Ting ; p. 9, Stéphane Rauzada ; p. 10, Hacohob ; p. 13, Thomas Hytte ; p. 17, Yuri Arcurs ; p. 24, Kalou1927 ; p. 27, Praisaeng ; p. 31, Studio Barcelona ; p. 35, FreshPics ; p. 36, Laurent Hamels ; p. 44, Yuri Arcurs ; p. 54, Auremar ; p. 62, Marco Santini Amantini ; p. 66, Dmitry Naumov ; p. 70, LanaK ; p. 82, Iko ; p. 88, Yuri Arcurs ; p. 92, Eva. Photographie de couverture : Masterfile

Pour l'éditeur, le principe est d'utiliser des papiers composés de fibres naturelles, renouvelables, recyclables et fabriquées à partir de bois issus de forêts qui adoptent un système d'aménagement durable. En outre, l'éditeur attend de ses fournisseurs de papier qu'ils s'inscrivent dans une démarche de certification environnementale reconnue.

Imprimé par Castelli Bolis Poligrafic en Italie
Dépôt légal : mars 2013
23-09-540
ISBN : 978-2-01-230954-8